OPD-3 Manual zur Ereignis- und Traumaverarbeitung

Arbeitsgruppe „Ereignis- und Traumaverarbeitung" der Operationalisierten Psychodynamischen Diagnostik (OPD-3)

Programmbereich Psychiatrie und Psychotherapie

Arbeitsgruppe „Ereignis- und Traumaverarbeitung“ der Operationalisierten Psychodynamischen Diagnostik (OPD-3)
Markus Burgmer
Johannes C. Ehrenthal
Matthias Heyng
Gisela Klauck-Steffens
Marco Wrenger

OPD-3 Manual zur Ereignis- und Traumaverarbeitung

Psychodynamische Verarbeitung von belastenden Lebensereignissen

hogrefe

Arbeitsgruppe „Ereignis- und Traumaverarbeitung"
der Operationalisierten Psychodynamischen Diagnostik (OPD-3)
s. a. Autorenadressen

Bibliografische Information der Deutschen Nationalbibliothek
Die Deutsche Nationalbibliothek verzeichnet diese Publikation in der Deutschen Nationalbibliografie; detaillierte bibliografische Daten sind im Internet über http://www.dnb.de abrufbar.

Anregungen und Zuschriften bitte an:
Hogrefe AG
Lektorat Psychiatrie/Psychotherapie
Länggass-Strasse 76
3012 Bern
Schweiz
Tel. +41 31 300 45 00
info@hogrefe.ch
www.hogrefe.ch

Lektorat: Susanne Ristea
Redaktionelle Bearbeitung: Dr. med. Antje Merz-Schönpflug, Eitelborn
Herstellung: Daniel Berger
Umschlaggestaltung: Claude Borer, Riehen
Satz: Claudia Wild, Konstanz
Druck und buchbinderische Verarbeitung: Finidr s.r.o., Český Těšín
Printed in Czech Republic
Auf säurefreiem Papier gedruckt

1. Auflage 2024

(E-Book-ISBN_PDF 978-3-456-96330-3)
(E-Book-ISBN_EPUB 978-3-456-76330-9)
ISBN 978-3-456-86330-6
https://doi.org/10.1024/86330-000

Inhaltsverzeichnis

Geleitwort

Auf dieses Psychotraumatologie-Manual hat die „Psycho-Welt" gewartet! Zum einen bekommt die Notwendigkeit einer Behandlungsplanung nach psychischen Traumatisierungen (leider) eine zunehmende Bedeutung. Und zum anderen werden die Zuschreibungen einer „psychischen Traumatisierung" von Patient:innen selber, aber auch von der Allgemeinheit und Professionellen im Gesundheitssystem geradezu inflationär verwendet.

Vor diesem Hintergrund betonen die Autor:innen dieses Manuals als Teil der OPD-Publikationsfamilie zu Recht die Notwendigkeit einer Differenzierung zwischen der Verarbeitung allfälliger schwerer Belastungen auf der einen und psychischer Traumatisierungen im eigentlichen Sinne auf der anderen Seite.

Das hier vorgestellte Zusatzmodul „Psychotraumatologie" in Ergänzung zur Grundversion des OPD-3-Manuals erscheint hervorragend geeignet, diesen differenzierenden Blick zu schärfen. Die differenzialdiagnostische Kompetenz ist für alle Psychotherapeut:innen deswegen so grundlegend wichtig, weil die Konsequenzen für die differenzielle Psychotherapie-Indikation so gravierend sind!

Die Notwendigkeit einer Ergänzung des OPD-3-Grundmoduls wird für jede einzelne der vier Achsen sorgfältig abgewogen und begründet. Wo immer sinnvoll, wird betont, welches Potenzial bereits die Grundversion bietet, um die Folgen schwerer psychischer Belastungen abzubilden. Insofern vermeidet das von den Autor:innen entwickelte Psychotraumatologie-Zusatzmodul jede Doppelung in der Dokumentation. Das Zusatzmodul konzentriert sich vielmehr auf die Erfassung von psychischen Traumafolgen und deren Auswirkungen auf die Behandlungsplanung, die sich im Grundmodul bisher nicht erfassen lassen. Von den praktisch Tätigen werden die konkreten Formulierungsvorschläge in Ergänzung zu dem Interview-Tool im OPD-Grundmanual zur inhaltlichen Klärung in Bezug auf die zusätzlichen Items des Psychotraumatologie-Moduls sicher als ausgesprochen hilfreich erlebt.

Zudem verdeutlichen die prägnanten Fallbeispiele im hinteren Teil des Buches sowohl das Potenzial einer traumafokussierenden Konfrontationstherapie, wie z. B. der EMDR-Methode, als auch die relative oder absolute Kontraindikation für eine traumakonfrontative Behandlung bei Patient:innen mit einer gering integrierten psychischen Struktur. Diese notwendige Differenzierung sollte zumindest allen Psychotherapeut:innen vertraut sein.

Gereon Heuft, Münster

1 Theoretischer Hintergrund

1.1 Kurzer Überblick über die Operationalisierte Psychodynamische Diagnostik (OPD)

Entwicklung: Die Operationalisierte Psychodynamische Diagnostik, aktuell in dritter Version (Arbeitskreis OPD, 2023), ist ein etabliertes und national sowie auch zunehmend international eingesetztes Instrument der psychodynamischen Diagnostik psychischer Störungen mit einer nunmehr 30-jährigen Geschichte. Die Hauptmotivation für ihre Entwicklung war der Verzicht auf ätiologische Zuordnungen für die Entstehung psychischer Störungen in den damals gerade veröffentlichten Diagnosemanualen ICD-10 und DSM-IV. Die OPD sollte eine Ergänzung zu den genannten Klassifikationsmodellen darstellen. Mit ihrer Hilfe können psychodynamisch arbeitende Diagnostiker:innen und Therapeut:innen individuell abbilden, was die spezifischen psychodynamischen Faktoren bei Patient:innen sind, die zur Entstehung einer psychischen Störung geführt haben und diese aufrechterhalten, und welche Faktoren für die Therapieplanung und -durchführung besonders bedeutsam sind. Aufgrund der Vielfalt an psychodynamischen Modellen und „Schulen" entschloss sich der Arbeitskreis OPD, auf schulenspezifische Terminologie und metapsychologische Konstrukte so weit wie möglich zu verzichten. Stattdessen wurde eine übergreifende, operationalisierte und „beobachtungsnahe" Diagnostik vorgelegt, die unabhängig von der eigenen Spezialisierung eingesetzt werden kann. Stark vereinfacht könnte gesagt werden, dass die OPD eine gemeinsame Sprache bzw. Übersetzungshilfe für den Großteil aller psychodynamischen Strömungen bereitstellt.

Prinzip: Das Grundprinzip der OPD basiert auf der multiaxialen Diagnostik einzelner psychodynamischer und psychischer Dimensionen der Patient:innen, die in der klinischen Realität zusammenhängen und sich gegenseitig beeinflussen. Neben der deskriptiven Beschreibung der aktuellen Symptomatik der Patient:innen und Faktoren der Behandlungsvoraussetzung (Achse I), ihrer beobachtbaren dysfunktionalen Beziehungsmuster (Achse II) und der psychopathologischen Syndrome (vormals Achse V, nun in Achse I integriert) entsprechend gängigen Klassifikationssystemen werden der Symptomentwicklung zugrunde liegende neurotische Konflikte (Achse III) und/oder Einschränkungen der strukturellen psychischen Integration bzw. des Persönlichkeitsfunktionsniveaus der Patient:innen (Achse IV) abgebildet. Die valide und reliable Anwendung der OPD im klinischen und auch wissenschaftlichen Alltag wird durch eine spezifische Operationalisierung und Manualisierung der einzelnen Items der Diagnostik gewährleistet.

1.2 Herausforderung „Trauma“ in der psychodynamischen Praxis

Individualisierte Fallkonzeptualisierung: Die Anwendung der OPD hat sich über die Jahre im Speziellen bei der Diagnostik und Behandlungsplanung von Patient:innen mit neurotischen Konflikten und/oder mit strukturellen Störungen der Persönlichkeitsfunktion bewährt, um für Behandelnde und Patient:innen ein Verständnis für die ursächlichen und symptomaufrechterhaltenden Faktoren zu entwickeln. Somit kann im Idealfall gemeinsam verstanden werden, welche lebensgeschichtlich begründeten Risikofaktoren sich im Laufe der Zeit ausgebildet haben und warum zu einem bestimmten Zeitpunkt – im Zusammenwirken mit weiteren biologischen und sozialen Faktoren – eine psychische Störung aufgetreten ist. Diese individualisierte Fallkonzeptualisierung ist eine für jedwede psychotherapeutische Behandlung zwingend notwendige Bedingung, da die rein beschreibende Symptomklassifikation nach dem ICD- oder DSM-System für die tatsächliche psychotherapeutische Behandlungsplanung nicht genügend Informationen bereitstellt.

Historisch wurden, abhängig von der Konzeptualisierung der zugrunde liegenden „Schulen“, spezifische psychodynamische Theorien für die Entstehung einzelner psychischer Störungen formuliert, etwa bezüglich der Frage, welche intrapsychischen Konflikte für die Entstehung einer psychiatrischen oder psychosomatischen Problematik maßgeblich sind (Küchenhoff, 1994). Von dieser „Top-down“-Herangehensweise, die anhand eines psychopathologischen Syndroms auf eine zugrunde liegende Psychodynamik schließt und damit in extremer Zuspitzung eine individuelle Diagnostik der Patient:innen vermeintlich erübrigt, unterscheidet sich die OPD grundlegend. Hier wird ein umgekehrtes Vorgehen gewählt: Ziel ist es, die individuelle Psychodynamik der Patient:innen zu verstehen, die als Risikokonstellation zu ganz unterschiedlichen psychopathologischen Syndromen führen kann. Zwar ist es durchaus möglich, dass es in der klinischen Praxis zu einer scheinbaren oder tatsächlichen Häufung von neurotischen Konfliktthemen bei bestimmten Störungen kommt. Dabei sind jedoch mehrere Aspekte zu bedenken: Zunächst handelt es sich immer um eine selektive und kontextabhängige Stichprobe. Menschen mit psychischen Erkrankungen, die sich zur ambulanten Psychotherapie vorstellen, sind nicht notwendigerweise repräsentativ für die Grundgesamtheit aller Menschen mit behandlungsbedürftigen psychischen Erkrankungen (Strauß, 2015). Dann wiederum gibt es störungsspezifische Interaktionsmuster und Bewältigungsstrategien, die jedoch nicht mit der individuellen Psychodynamik der Person verwechselt werden dürfen (Dinger et al., 2015). Zudem entstehen normalpsychologische Reaktionen auf Lebensereignisse, die ebenfalls nicht notwendigerweise die tatsächliche innere Konstellation der Patient:innen widerspiegeln. Und zu guter Letzt sind biologische Faktoren, etwa im Bereich der Stressregulation, aber auch der Genetik und Epigenetik ebenfalls für das Verständnis einer Symptomatik zu berücksichtigen, wobei auch hier eine Störungsspezifität im Sinne von DSM- oder ICD-Diagnosen selten zu finden ist (z. B. Engel et al., 2019). Somit ist also bei der individuellen Fallkonzeptualisierung, entsprechend einem bio-psycho-sozialen Modell, von einem multifaktoriellen Prozess auszugehen. Was ist aber nun mit Störungen, bei denen manche Faktoren offensichtlich zu sein scheinen und psychodynamische Faktoren ungleich schwerer zu erkennen sind? Kann hier die OPD ebenfalls ein sinnvolles Hilfsmittel für Diagnostik und Behandlungsplanung darstellen?

Psychodynamische Betrachtungsweise: Gerade für die Gruppe der sogenannten Traumafolgestörungen scheint dieser Spannungsbogen bedeutsam, da hier definitionsgemäß ein oder mehrere äußere und von der Person zunächst unabhängige Lebensereignisse unmittelbar und kausal zur Entstehung der psychischen Störung führen. Kann etwa bei einem vormals psychisch gesunden Menschen, der nach einem für ihn beinahe tödlich verlaufenden Raubüberfall eine Posttraumatische Belastungsstörung entwickelt, eine psychodynamische Betrachtungsweise, die Neurosen oder „strukturelle Störungen" untersucht, überhaupt etwas Sinnvolles beitragen? Insbesondere, da es sehr erfolgreiche Behandlungsmethoden wie z. B. die EMDR-Methode (EMDR: Eye Movement Desensitization and Reprocessing) oder die traumafokussierte kognitive Verhaltenstherapie gibt, die auf ein psychodynamisches Verständnis vollständig verzichten (s. z. B. die AWMF-Leitlinie unter http://www.awmf.org). Ebenso stellt sich die erweiterte Frage, ob auch andere belastende Lebensereignisse, die nicht die Traumakriterien erfüllen, zu psychischen Folgen führen können und inwieweit die individuelle Psychodynamik die Betroffenen hierbei schützt oder eine Verarbeitung des Erlebten systematisch erschwert.

Das vorliegende Buch möchte auf diese Fragen eine mögliche Antwort geben, indem eine explizit psychodynamische Betrachtungsweise, entsprechend der OPD, in Bezug auf Folgen von belastenden Lebensereignissen inklusive Traumafolgestörungen skizziert wird. Wir folgen dabei einer klaren Sowohl-als-auch-Haltung: Anstatt Psychodynamik und Psychotraumatologie voneinander abzugrenzen, untersuchen wir, wie beide Perspektiven in der klinischen Praxis miteinander zu verbinden sind. Der Fokus liegt dabei auf einer Beschreibung der psychodynamischen Vulnerabilitäten und Ressourcen im Sinne der OPD, die ein Mensch zum Zeitpunkt eines Lebensereignisses in sich trägt, und ihren Auswirkungen auf die Störungsentwicklung, den möglichen Krankheitsverlauf sowie Aspekte der Behandlungsplanung.

1.3 Trauma und Lebensereignis

Integration von Erfahrungen: Menschen befinden sich von Geburt an in ständiger Auseinandersetzung mit Einflüssen ihrer Umwelt, die eine fortlaufende dynamische Anpassung erfordern, was auch leidvolle Erfahrungen und belastende Lebensereignisse einschließt. Diese Erfahrungen stellen eine wesentliche Bedingung der

Conditio humana dar und bilden eine der prägenden Grundstrukturen der Entwicklungsmatrix unserer Psyche. Die Ausgestaltung der Persönlichkeit hängt in hohem Maße davon ab, wie wir die Welt, uns selbst und andere Menschen wahrnehmen, erfahren, mit ihr und ihnen interagieren und wie wir diese Erfahrungen verarbeiten und in unser Selbst integrieren. Bisherige Erkenntnisse aus Forschung und klinischer Praxis weisen darauf hin, dass der Prozess der Integration zum einen von der Beschaffenheit des zugehörigen Ereignisses selber abhängt, aber zu einem großen Teil auch davon, auf welchen „Nährboden" die Erfahrungen intrapsychisch fallen. Damit ist insbesondere gemeint, auf welche lebensgeschichtlich früher gemachten Erfahrungen sie treffen, wie diese in unseren Erinnerungen abgelegt und bewertet worden sind, wie dadurch ein aktuelles Ereignis interpretiert, bewertet und affektiv beantwortet wird und auf welche Bewältigungsressourcen diese Prozesse zurückgreifen können. Somit wird jede Lebenserfahrung durch das Zusammenspiel von äußeren und intrapsychischen Faktoren verarbeitet und gespeichert (Haltigan, Roisman & Fraley, 2013; Park, 2010).

Auseinandersetzung mit Belastungen: Im Kern stellen belastende Lebenserfahrungen potenzielle Bedrohungssituationen dar, die die vorbestehende physische, soziale oder psychische Integrität des Individuums gefährden können. So können die eigene körperliche Gesundheit, die soziale oder wirtschaftliche Existenz, die zwischenmenschlichen Beziehungen oder die eigene psychische Stabilität und Identität durch ein äußeres Ereignis bedroht und dauerhaft geschädigt werden. Ziel der intrapsychischen Auseinandersetzung mit den äußeren Belastungen ist somit die Sicherung oder Wiederherstellung des zuvor vorhandenen körperlichen, sozialen und psychischen Gleichgewichts (Del Giudice, Ellis & Shirtcliff, 2011).

Verarbeitungssysteme: Grundsätzlich sind Menschen mit biologischen, sozialen und psychischen Mechanismen ausgestattet, die dem betroffenen Individuum – bei entsprechenden Ereignissen auch betroffenen Gruppen – helfen, Bedrohungen entgegenzuwirken und diese möglichst ohne resultierende Folgeschäden zu bewältigen. Hierbei stehen den Betroffenen neben den biologischen Systemen der Stressverarbeitung (für eine Übersicht siehe z. B. Ehrenthal, Stoffel, Ditzen (2019) sowie Stoffel, Gardini, Ehrenthal, Abbruzzese und Ditzen (2020)) die sozialen Unterstützungssysteme (z. B. Schutz, Hilfestellungen, Zuwendung, Trost) und insbesondere auch die psychischen Verarbeitungssysteme zur Verfügung (Masten, 2007). Diese sind besonders wichtig, da sie eine lebensgeschichtlich ausgestaltete Variable darstellen, die zunächst unabhängig von der realen Verfügbarkeit sozialer Unterstützung existiert, jedoch starken Einfluss auf diese haben kann und gleichzeitig mit Systemen der Stressbewältigung eng verwoben ist. Diese Verarbeitungssysteme stellen in ihrer Gesamtheit das Gegengewicht zu belastenden Lebenserfahrungen dar. Sie fangen Herausforderungen frühzeitig auf, bevor sie zu Belastungen werden, und helfen beim situativen sowie langfristigen Umgang mit dem Erlebten und seinen Folgen. Vergleichbar mit einem homöostatischen Regelsystem wäre bei einem „Gleichgewicht" zwischen dem Ausmaß der Lebensbelastung und den zur Verfügung stehenden Ressourcen von keinen oder vergleichsweise geringen langfristigen negativen Folgen für das Individuum auszugehen. Aus dieser Perspektive ist auch psychodynamisch verstehbar, dass selbst bei Belastungen, die die Kriterien eines Traumaereignisses erfüllen, der Großteil der Betroffenen keine anhaltenden negativen bio-psycho-sozialen Folgen erleidet (Kilpatrick et al., 2013), wenn sie über ausreichende innere wie äußere Ressourcen zur Bewältigung verfügen. Gleichzeitig wird dadurch auch deutlich, dass das, was wir im Folgenden als Traumaereignis definieren, immer etwas ist, was die individuellen Bewältigungsmöglichkeiten zumindest kurzfristig übersteigt. Dies zu berücksichtigen ist wichtig, da es in der Geschichte der Psychotraumatologie immer wieder den Versuch gegeben hat, Menschen mit Traumafolgestörungen gleichsam post hoc als „vorgeschädigt" oder „charakterschwach" abzuwerten, oftmals im Kontext eines expliziten oder impliziten Täterschutzes (Seidler, 2012).

Aus diesen Gründen erscheint es für die psychodynamische Bewertung eines Traumas und dessen Folgen relevant, scharf und eindeutig zwischen dem Traumaereignis als solchem und einer eventuell resultierenden psychischen Traumatisierung zu trennen, da nicht jedes Ereignis zu einer Traumatisierung des betroffenen Individuums führt. Leider wird diese Unterscheidung oftmals in der praktischen psychotherapeutischen Arbeit nicht ausreichend durchgehalten. Neben einem Verschwimmen der Kategoriengrenzen – mit Folgen insbesondere für die Indikationsstellung und Behandlungsplanung – bedeutet das vorschnelle Kategorisieren eines Menschen mit Lebensbelastungen als „traumatisiert" auch, mögliche Stärken und Bewältigungsstrategien außer Acht zu lassen. Zudem ist ohne eine solche Trennung ein Verständnis der zugrunde liegenden Psychodynamik und Ressourcen der Betroffenen im Umgang mit Lebensbelastungen nicht möglich. Beispielsweise würde unzutreffend festgelegt, eine betroffene Person sei durch ein Lebensereignis unabdingbar traumatisiert, unabhängig von ihrer individuellen, tatsächlichen Situation und Psychodynamik (Abbildung 1-1).

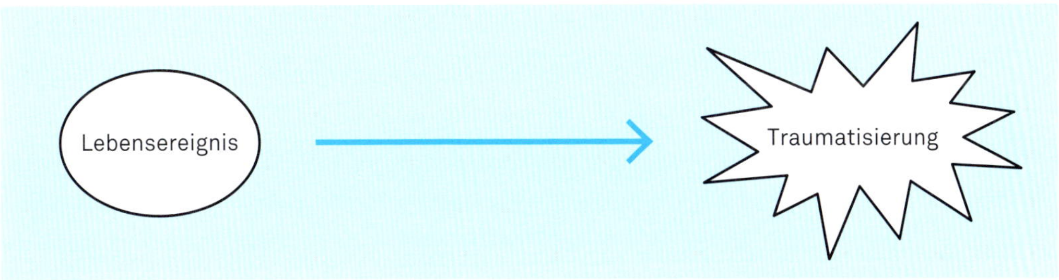

Abbildung 1-1: Falscher „Kurzschluss" in der Verbindung von Lebensereignis und Traumatisierung.

Belastende Lebensereignisse: Daraus abgeleitet lassen sich folgende Überlegungen formulieren: Die meisten leidvollen und belastenden Erfahrungen, mit denen wir uns in unserem Leben konfrontiert sehen, liegen im Spektrum dessen, was wir als einen zu erwartenden und antizipierbaren Erfahrungshorizont menschlicher Existenz betrachten können. Misserfolge und Niederlagen und die damit verbundenen Frustrationen und Kränkungen sind zumindest im Erleben für das Selbst in der Regel häufiger als seine Erfolge. Dass wir nicht alles erreichen und bekommen, was wir uns wünschen, ist eine der frühesten Erfahrungen in der Entwicklung unseres Selbst. Auch, dass wir als Menschen vor Krankheit und Gebrechen nicht gefeit sind, gehört zum normalen Erfahrungsschatz, ebenso der Verlust oder die Trennung von uns nahen und geliebten Menschen. Finanzielle Sorgen und Nöte, konflikthafte Beziehungen oder kleinere Unfälle sind Teil dessen, was uns allen grundsätzlich widerfahren kann. In Bezug auf solche „alltäglichen" Erfahrungen sollte daher in diesem Kontext von belastenden Lebensereignissen gesprochen werden.

Sehen wir uns mit solchen Erfahrungen konfrontiert, dann aktivieren sie über die damit einhergehende Bedrohung unsere Bewältigungssysteme, fordern diese heraus und verlangen nach einer Verarbeitung und langfristigen Integration. Wie stark wir uns herausgefordert erleben, wie langwierig die Bewältigung und Integration abläuft, wie handlungskompetent und selbstwirksam wir uns dabei fühlen, hängt aus einer entwicklungspsychologischen Perspektive davon ab, wie stabil und ausgereift die dafür notwendigen Bewältigungssysteme zur Verfügung stehen, d.h. über welche zur Bewältigung hilfreichen Ressourcen wir verfügen. Es hängt aber auch davon ab, ob wir spezifische Vulnerabilitäten mit uns führen, die angesichts solcher Ereignisse in uns einen Zustand von Überwältigung, Ohnmacht und Ausgeliefertsein wahrscheinlicher machen und den Zugriff auf situativ notwendige intrapsychische oder interpersonelle Bewältigungsmöglichkeiten erschweren. So mag ein Ereignis, auf das die eine Person mit einer stabilen Bewältigung reagiert, für die andere bereits ein Auslöser für ein Überforderungserleben sein.

Anpassungsprozess: Wie auch immer die individuellen Bewältigungsvoraussetzungen beschaffen sein mögen: In jedem Fall stellt die Integration des Erfahrenen einen individuellen Anpassungsprozess dar, in welchem das Erlebte in einen persönlichen Bedeutungs- und Sinnzusammenhang gestellt wird und die Aufgabe in sich trägt, jenseits dessen ein tragfähiges Zukunfts- und Lebensmodell zu entwickeln. Wird dieser Anpassungsprozess durch innere oder äußere Faktoren gestört, kann er verschiedene psychische Erkrankungen nach sich ziehen. Dennoch kann es aufgrund der o.g. Ausführungen wichtig sein, bei „normalen" Lebensbelastungen, die auf eine eingeschränkte Regulationsfähigkeit treffen und zu psychischen Folgen führen, nicht von Traumatisierungen oder von Traumafolgestörungen in Bezug auf diese Ereignisse zu sprechen. Zwar mag das Ereignis und dessen Verarbeitung von der betroffenen Person – manchmal auch von ihren Behandelnden – als Traumatisierung oder traumatisierend angesehen werden. Tatsächlich wäre es aber bei Fehlen eines definierten Traumaereignisses aus psychopathologischer Perspektive eher als Anpassungsstörung oder aber als Stressor im Kontext etwa einer Persönlichkeitsstörung zu definieren, also als kurz- oder langfristiges individuelles Problem mit der bewältigenden Verarbeitung nichttraumatischer Belastungen aufgrund mangelnder innerer oder äußerer Ressourcen.

Dies hat eine wichtige klinische Implikation: Nur wenn uns als Diagnostiker:innen dieses Missverhältnis zwischen dem Ausmaß der Belastung und den resultierenden psychischen Folgen deutlich wird, können wir uns dem Problem unzureichender Bewältigungsressourcen bei den Betroffenen individuell therapeutisch zuwenden. Wir würden uns also neben der Verarbeitung der aktuellen Beschwerden insbesondere dem Aufbau und der Stärkung von Ressourcen widmen, damit die Betroffenen den Lebensbelastungen zukünftig besser und funktionaler begegnen können. Es bestünde das Risiko, dass eine auf das vermeintliche Trauma fokussierende Behandlung in solchen Fällen auf lange Sicht ins Leere liefe, da die psychodynamischen Vulnerabilitäten der Betroffenen außer Acht gelassen würden.

Trauma/traumatisches Ereignis: Im Gegensatz zu diesen belastenden Lebensereignissen benennen wir eine Lebenserfahrung dann als ein Trauma oder ein traumatisches Ereignis, wenn das Ereignis selbst so schwerwiegend ist, dass es unabhängig von den zur Verfügung stehenden Bewältigungsmöglichkeiten der Betroffenen zum Zeitpunkt seines Auftretens für die meisten Menschen überwältigend ist und das Subjekt im Kontext akuter Bedrohung für Leib und Leben in einen Zustand maximaler Ohnmacht und Hilflosigkeit hineinversetzt.

Hierbei sprechen wir grundsätzlich von Ereignissen, die sich jenseits eines ausreichend stabilen alltäglichen[1] Erfahrungshorizontes bewegen. Dabei erlebt eine Person sich selbst oder andere, die ihr nahestehen, durch einen äußeren Einfluss als in Leib und Leben akut bedroht und sich dabei gleichzeitig machtlos ausgeliefert. Dies sind Ereignisse, wie sie z. B. im Rahmen eines Gewaltverbrechens (physische Gewalt bzw. sexualisierte Gewalt) durch einen anderen Menschen („man-made disaster"), eines lebensbedrohlichen Angriffs durch ein Tier, einer Naturkatastrophe oder eines Umweltereignisses, eines Unfalls oder eines kriegerischen Konfliktes, aber auch bei Diagnosestellung einer lebensbedrohlichen Erkrankung auftreten können.

Zur klinischen Verdeutlichung der Unterscheidung zwischen belastenden Lebensereignissen und Traumata seien hier zwei Varianten beispielhaft vorgestellt. In beiden Fällen handelt es sich um subjektiv belastende Lebensereignisse eines jungen Erwachsenen, der mit psychischen Beschwerden in einer psychotherapeutischen Ambulanz vorstellig wird.

---

1 Uns ist bewusst, dass Menschen weltweit unterschiedlichen Umgebungsbedingungen ausgesetzt sind, die in Bezug auf ihre Entwicklungsförderlichkeit nicht gleich und schon gar nicht gerecht verteilt sind. Hier meinen wir jedoch eine Perspektive, die berücksichtigt, wie Leben und Entwicklung unter der Bedingung einigermaßen guter Befriedigung von Grundbedürfnissen möglich wäre.

Beispiel

- Eine mit Streit und Auseinandersetzung verbundene Trennung der eigenen Eltern, die vor etwas weniger als einem Jahr erlebt wurde, stellt kein Traumaereignis per se dar. Zu prüfen ist daher sehr genau, wieso der Betroffene aus dieser Erfahrung heraus eine psychische Folgestörung erlitten hat und dies für sein Leben als traumatisch beschreibt. Werden diese differenzialdiagnostischen Überlegungen übersprungen, würde ein für die Entwicklung der psychischen Folgen bestehendes Missverhältnis zwischen dem Ausmaß der Lebensbelastung durch die Trennung und den zu gering (und zu instabil) ausgebildeten Ressourcen des Betroffenen übersehen (und daher nicht im Behandlungsfokus stehen). Die aus einer „alltäglichen" Lebensbelastung resultierenden psychischen Folgen wären definitorisch daher als Anpassungsstörung (aktuelle ICD-10-Klassifikation) zu klassifizieren und sind aufgrund aktuell im weitesten Sinne unzureichender Bewältigungsmechanismen entstanden.
- Eine miterlebte Tötung der Mutter durch den Vater vor 5 Monaten erfüllt die Kriterien eines Traumas. Durch das ausgeprägte Ausmaß dieses Ereignisses wird somit psychodynamisch verstehbar, dass selbst bei normalerweise ausreichenden und stabilen Ressourcen diese stärker und eventuell über die Maße gefordert werden und es daher mit einer höheren Wahrscheinlichkeit zu einer resultierenden Traumafolgestörung kommen kann (aber nicht zwingend kommen muss).

1.4 Was sind zentrale intrapsychische Mechanismen der Verarbeitung von Lebensereignissen?

Individuelle Betrachtung der betroffenen Person: Für eine psychodynamisch-psychotherapeutische Perspektive ist der o.g. Kurzschluss (Abbildung 1-1) wenig hilfreich. Denn er kann abgesehen vom basalen Anerkennen einer möglichen ereignisgebundenen Belastung nichts dazu beitragen, ein individuelles Verständnis der Person in ihrer inneren und äußeren Lebensrealität im Kontext dieser Lebenserfahrung zu entwickeln, geschweige denn eine ggf. notwendige spezifische Therapieplanung adäquat durchzuführen. Aus psychodynamisch-psychotherapeutischer Sicht ist daher ein Verständnis zu erarbeiten, welche Mechanismen im Individuum vorhanden sind, durch die das Ereignis potenziell verarbeitet werden kann oder auch nicht.

Daher ist es unabdingbar, einen psychodynamischen Zwischenschritt in den oben beschriebenen Ablauf einzubauen (Abbildung 1-2), mit dessen Hilfe verstanden werden kann, wie es bei einem Patienten oder einer Patientin ganz individuell zu einer Traumatisierung gekommen ist, obwohl möglicherweise eine andere betroffene Person ein vergleichbares Ereignis anders verarbeiten könnte. Bevor wir individuelle Faktoren in den Blick nehmen, sollen im nächsten Abschnitt zunächst allgemeine Bewältigungssysteme beschrieben werden.

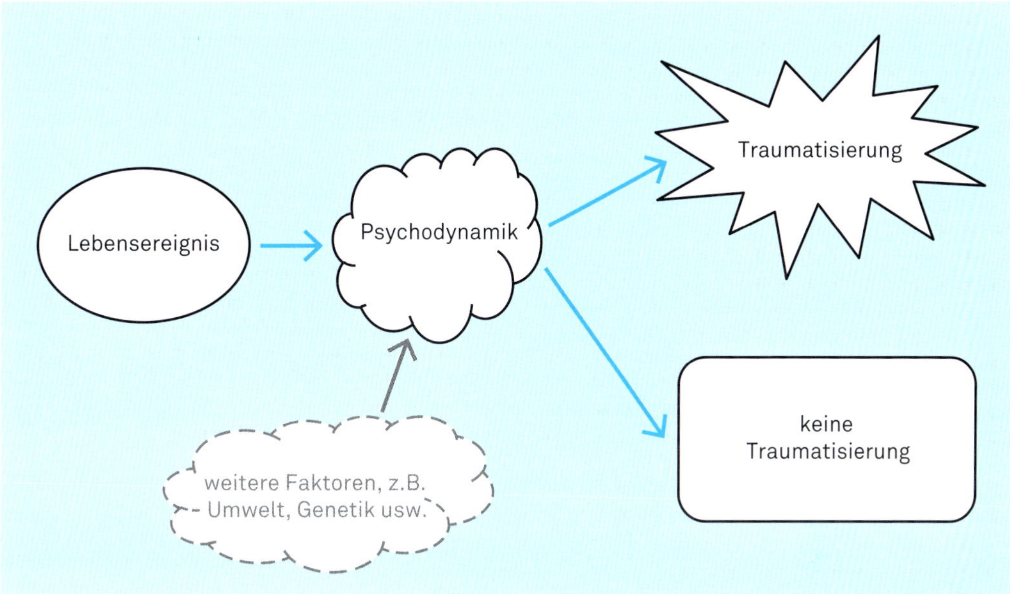

Abbildung 1-2: Umfassendere psychodynamische Perspektive zur Verarbeitung eines Lebensereignisses.

1.4.1 Allgemeine Bewältigungssysteme

Biologisches Stresssystem: Auf Bedrohungen egal welcher Art reagiert der menschliche Organismus vergleichsweise automatisch und ohne kognitive Steuerung mit einer Aktivierung seines Stress- und Furchtsystems, durch welches die notwendigen biologischen Reaktionsmechanismen bereitgestellt werden, um auf die Bedrohung funktional zu reagieren. Hierdurch werden Kampf-, Flucht- oder auch „Totstellreaktionen" in die Wege geleitet, mit deren Hilfe wir uns der Bedrohung entweder entziehen oder uns mit ihr auseinandersetzen (Cannon, Foa & Foa, 1915). Das wesentliche Kernelement dieses biologischen Stresssystems ist die Aktivierung des sympathischen Neurotransmitter- und Hormonsystems, welches reflexhaft und innerhalb von Millisekunden eine Ausschüttung der Stresshormone und Botenstoffe (Adrenalin, Noradrenalin, Cortisol) zur Folge hat. Die darauf einsetzende sympathische Aktivierung führt zu den entsprechenden physiologischen Reaktionen im Organismus (z.B. vermehrte Durchblutung der Muskulatur, Herzschlagerhöhung etc.).

Soziales Bindungssystem: Doch nicht alle Belastungen lassen sich alleine über die Aktivierung solch primär physiologischer Stressreaktionen bewältigen. Bestimmten, vor allem affektiv besetzten Belastungen, die sich durch die o.g. Reaktionen nicht direkt abwenden lassen (z.B. Trauer, Angst), können wir uns nur dadurch erfolgreich stellen, dass wir uns als Menschen zu mehreren zusammentun und uns gegenseitig Hilfe und Unterstützung zukommen lassen. Aus diesem Grund verfügen wir neben dem Stress- und Fluchtsystem noch über das, was wir Bindungssystem nennen. Dieses soziale System wird bereits unmittelbar nach der Geburt aktiv, wenn wir uns als Säugling in einem Zustand vollständiger Abhängigkeit und Hilflosigkeit vorfinden. Die Fähigkeit, Bindung zu anderen Menschen zu induzieren und einzugehen, sichert in diesem Zustand das Überleben. Der Säugling „weiß" intuitiv, wie er sich zu verhalten hat, um die Hilfe der Eltern zu erlangen, und er wird die Bindung zu selbigen zu erhalten und zu sichern versuchen. Auch im späteren Leben werden wir Bindungen eingehen, diese fördern, erhalten und sichern, auch um in Zeiten der Not und der Überforderung eigener Selbsthilfemöglichkeiten auf die Unterstützung von Bezugspersonen zurückgreifen zu können (Cassidy, 2016; Mikulincer & Shaver, 2012).

Intrapsychische Fertigkeiten: Neben dem physiologisch-biologischen und dem sozialen Bewältigungssystem entwickeln sich jedoch im Rahmen der psychischen Entwicklung auch intrapsychische Fertigkeiten, mit denen Menschen befähigt werden, ihr psychisches Innenleben auch unter der Einwirkung von Störeinflüssen in einem Zustand der Stabilität und des Gleichgewichts zu erhalten. Die dafür notwendigen Fähigkeiten umfassen unter anderem Aspekte der Emotionsregulation wie Selbstwahrnehmungsfähigkeit, Affektdifferenzierung und -toleranz, Impulskontrolle oder Selbstwertregulation, also das, was in der OPD-3 unter dem Begriff der psychischen Struktur (Achse IV) abgebildet wird. Hieraus resultiert auch, inwieweit Menschen fähig sind, tragfähige und zufriedenstellende Beziehungen zu anderen Menschen einzugehen, und ob sie grundsätzlich ein Gefühl dafür erlangen, Kontrolle über ihr Leben zu haben und sich selbstwirksam zu erleben. Neben der Reifung solcher strukturellen Fertigkeiten stellt auch die Lösung entwicklungsspezifischer intrapsychischer Konflikte eine Voraussetzung für spätere psychische Stabilität und Widerstandsfähigkeit dar. Die zeitlich überdauernde Persistenz unbewusster intrapsychischer Konflikte und eine nur suboptimale Lösung fördern hingegen die psychische Vulnerabilität und zwingen zur Aktivierung von Abwehrphänomenen (Arbeitskreis OPD, 2023).

Bedeutung der individuellen Betrachtung: Sind diese Bewältigungssysteme – das biologische Stress-/Furchtsystem, das soziale Bindungssystem und die psychischen Fertigkeiten und Ressourcen – stabil ausgeprägt und in Krisen auch verfügbar, sind wir grundsätzlich imstande, vielfältigen Bedrohungen und belastenden Lebenserfahrungen erfolgreich entgegenzutreten. Wir können uns selber helfen und uns dem Ereignis bewältigend entgegenstellen, indem wir die hilfreiche Unterstützung anderer in Anspruch nehmen und das Ereignis und dessen Auswirkungen intrapsychisch verarbeiten. Wir können uns innerlich selbst regulieren und selbst beruhigen, der Begebenheit unsere Bewältigungsressourcen entgegensetzen und die Erfahrungen in einen kohärenten Sinnzusammenhang stellen. Das Hauptmerkmal jeder psychodynamischen Diagnostik und Therapie bei Menschen nach einem belastenden Lebensereignis basiert somit auf der Erhebung der individuellen Ressourcen und möglichen Defizite, die dem Individuum die Verarbeitung der erlebten Belastung ermöglichen oder auch diese verhindern, also eines Abbildes seiner individuellen Belastungsverarbeitung.

1.4.2 Verarbeitung und Integration belastender Lebensereignisse bzw. Traumata

Spezielle Erinnerungsverarbeitung: Wir sollten jedoch nicht vergessen, dass belastende oder traumatische Erfahrungen in der menschlichen Evolutionsgeschichte vielleicht nicht alltäglich, aber dennoch als potenzielle Bedrohung präsent waren. Solche akuten Bedrohungsereignisse sollten, wenn sie denn überlebt wurden, sinnvollerweise einen besonderen Platz im menschlichen Erinnerungsspeicher einnehmen, wenn denn aus diesen Erfahrungen gelernt werden und die erneute Konfrontation mit der Gefahr vermieden werden soll: Ein Steinzeitmensch, der eine Begegnung mit einem ihm vorher unbekannten Raubtier erlebt und überlebt hat, wird danach sinnvollerweise mit einer anderen Haltung und einer veränderten Form der Wachsamkeit auf erneute Hinweise auf das spezifische Tier reagieren, da er seine vorherigen „Scheuklappen" („Mir passiert schon nichts!") nicht mehr „aufhat". Verantwortlich hierfür ist eine spezielle Form der Erinnerungsverarbeitung traumatischer Erfahrungen, die dem Ereignis eine höhere emotionale Präsenz zuweist. Die Betroffenen bleiben für Reize, die sie an das überlebte Ereignis erinnern, empfänglicher, dünnhäutiger, wachsamer und schreckhafter. Dennoch wird ihnen, insofern ihnen selbst stabile Bewältigungssysteme zur Verfügung stehen, mittelfristig eine Integration dieser Belastung gelingen, sodass die gemachte Erfahrung im Hier und Jetzt kein akutes Leiden mehr verursacht und sie nicht einschränkt, was ebenfalls einen evolutionären Vorteil darstellt.

Das Ziel besteht also darin, das Erlebte so in den eigenen Gedächtnisspeicher zu überführen, dass es als Erlebtes narrativ erinnerbar bleibt (jedoch nicht im Sinne einer unkontrollierten Intrusion) und dass wir aus ihm eventuell notwendige Konsequenzen für die Zukunft zu ziehen imstande sind, ohne dass die Welt für uns zu einer fortlaufenden Quelle anhaltender Bedrohung und Gefahr wird. Dies kann auch nach schweren, potenziell traumatisierenden Ereignissen gelingen.

Beeinflussende Faktoren: Wir wissen, dass ereignisimmanente, individuumspezifische sowie soziale Faktoren dazu beitragen, dass der Prozess der Erinnerungsverarbeitung und anschließenden Integration belastender oder traumatischer Ereignisse angemessen gelingt oder sich anhaltende Probleme in Form einer unspezifischen psychischen Störung oder einer spezifischen Traumafolgestörung entwickeln. Als ereignisimmanent können z. B. die objektivierbare Schwere und das Ausmaß des Ereignisses mit dem Grad der Bedrohlichkeit und dem Maß an Ausgeliefertsein angesehen werden.

Einen bedeutsamen Einfluss auf die Bewältigung hat individuumspezifisch auch das Maß der subjektiv erlebten Bedrohung und Hilflosigkeit, das nicht zwingend mit den objektivierbaren Kriterien der Belastung übereinstimmen muss. So korreliert dies z. B. bei Unfallverletzten nicht immer mit der Schwere der Verletzung. Dieses individuelle, subjektive Erleben induziert deutlich das Ausmaß der dissoziativen Symptomatik, des Erstarrens im Angesicht des Schreckens. Wir sprechen hier vom Ausmaß der peritraumatischen Dissoziation (Gershuny, Cloitre & Otto, 2003; Cavicchioli et al., 2021).

Bei den sozialen Faktoren bestimmen etwa das Ausmaß, die Präsenz und die Qualität des psychosozialen Unterstützungssystems darüber, ob sich die einem belastenden Ereignis oder Trauma ausgesetzte Person getragen, akzeptiert und aufgefangen fühlt und ob sie die Unterstützung durch andere in den Dienst der Selbstberuhigung stellen kann, worüber sich ihr posttraumatischer Stress reduzieren lässt (Carlson et al., 2016; Robinaugh et al., 2011).

Ursachen misslingender Erinnerungsverarbeitung: Wird dieser Prozess konstruktiver Erinnerungsverarbeitung gestört oder behindert, so können sich anhaltende psychische Störungen entwickeln, die wir allgemein als Ereignis- oder Traumafolgestörungen, nach ICD im Speziellen als Anpassungsstörung oder Posttraumatische Belastungsstörung (PTBS) bezeichnen.

Je früher in der Lebensgeschichte belastende oder traumatische Ereignisse auftreten, je weniger ausgebildet die Bewältigungsmöglichkeiten, je vulnerabler das Individuum und je empfänglicher für das Erleben von Ohnmacht es ist und je öfter es solchen Ereignissen ausgesetzt wird, desto höher ist die Gefahr, dass die Ereignisse unmittelbaren Einfluss auf die gesamte Persönlichkeitsentwicklung nehmen. Hat das Individuum die Welt nie als etwas anderes erfahren können als einen Hort kontinuierlicher Gefahr und Bedrohung, so wird dies die Art und Weise, wie es sich selbst, andere und die Welt um sich herum wahrnimmt, auf diese reagiert und mit ihr interagiert, tiefgreifend prägen und beeinflussen. Neben den oben dargestellten symptomatischen psychischen Folgestörungen, die sich auch bei ehemals stabiler psychischer Verfassung einstellen können, sprechen wir hier auch von der möglichen Entwicklung einer Persönlichkeitsstörung oder aber auch einer komplexen Traumafolgestörung als Folge vor allem früher und multipler Traumatisierung (vgl. Jowett, Karatzias, Shevlin & Albert, 2020; Maercker, 2021). Stabilität war hier nie konsistent gegeben, die Persönlichkeit ist in ihrer Gesamtheit von dem Kraftakt eines Kompensationsversuches bestimmt, ohne dass die Voraussetzungen für eine angemessene Integration jemals ausreichend gegeben gewesen wären. Mitunter behindern Lebensereignisse und Traumata auch die Verarbeitung oder Kompensation von konflikthaften Lebensthemen und bekommen dadurch eine zusätzliche Relevanz.

So wird auch verstehbar, dass bei Menschen mit ausreichenden Ressourcen eine höhere Wahrscheinlichkeit besteht, belastende Lebensereignisse und selbst Traumata ohne Folgestörungen zu verarbeiten. Und umgekehrt, dass sich bei Menschen mit nur geringen Bewältigungsressourcen oder spezifischen Konfliktkonstellationen selbst bei belastenden Lebensereignissen, die kein Trauma nach unserer Definition darstellen, psychische Folgen ausbilden können und diese Menschen sich als subjektiv „traumatisiert“ erleben können.

1.5 Psychodynamische Modelle der Verarbeitung von Lebensereignissen und deren Folgen

Aus einer historischen Perspektive betrachtet, finden sich in psychoanalytisch begründeten Konzeptualisierungen mehrere Aspekte wieder, die Wittmann (2020) wie folgt zusammenfasst: Sie priorisieren die subjektive Erfahrung über das objektive Ereignis, stellen die Überforderung und den Zusammenbruch des psychischen Apparates und seiner Regulationsmechanismen in den Vordergrund, betten die Dynamik des Erlebten in ein psychodynamisches Modell von Persönlichkeit ein, beschreiben zumindest einen Teil der posttraumatischen Symptomatik unter dem Gesichtspunkt von Veränderungen auf der Ebene der inneren repräsentationalen Welt sowie der interpersonellen Beziehungen.

Wie bereits in Kap. 1.4 beschrieben, basieren psychodynamische Ansätze zum Verstehen der Traumaverarbeitung und der Entwicklung von Traumafolgestörungen auf allgemeinem Wissen über Stress, Verarbeitung, Motivsysteme und Ressourcen. Im folgenden Abschnitt soll daher auf einzelne Aspekte dieser Variablen etwas ausführlicher eingegangen werden. Dabei wird zunächst auf im Erwachsenenalter aufgetretene Akuttraumata (Typ I) sowie deren Eigendynamik und Verknüpfung mit psychodynamischen Wirkfaktoren fokussiert. Die in den integrativ psychodynamisch-kognitiven Traumatherapie-Modellen ebenfalls konzeptualisierten Erklärungs- und Behandlungsansätze bei Komplextraumatisierungen (Typ II) mit frühkindlicher Ätiologie, wie sie sich bei Persönlichkeitsstörungen und komplexer PTBS manifestieren, werden berücksichtigt, sind jedoch nicht zentraler Gegenstand dieses Moduls. Hier wird insbesondere auf die Achse IV der OPD-3 verwiesen, welche die dafür maßgeblichen Kriterien zur Abbildung struktureller Integration erfasst.

Traumagenetische Theoriebildung: Die frühesten psychoanalytischen Ansätze einer traumagenetischen Theoriebildung lassen sich bei Freud und Breuer in den Studien über Hysterie finden (Freud & Breuer, 1895). In den psychoanalytischen Modellen wich die Auswirkung der Realerfahrung von Grenzüberschreitungen bald einer starken Betonung der Phantasie für die Entwicklung von entsprechender Symptomatik. Dahingegen ist im Konzept des Reizschutzes (Freud, 1920) bereits angelegt, dass es eine Art Schutzhülle im psychischen Apparat gibt, die nur bis zu einer bestimmten Quantität an Anforderung funktioniert und deren Überwältigung durch äußere oder innere „Erregung" zu einer sekundären Bewältigungsreaktion des Organismus führt, inklusive eines Wiederholungszwangs. Die deskriptiven Ähnlichkeiten zu Intrusionen liegen hier auf der Hand, ebenso der Fokus auf einem Unterschied zwischen einer überflutenden Anforderung und der individuellen Bewältigungsmöglichkeit sowie das Ringen um die Möglichkeit, das Erfahrene in die eigene Welt und Person zu integrieren (Horowitz, 1993).

Wegweisende psychoanalytische Erweiterungen erfuhr das psychodynamische Verständnis von Traumatisierung durch die Konzepte der Dynamik von Introjizierungen frühbiografischer Traumata (Ferenczi, 1933), der Objektbeziehungspsychologie

(Ehlert-Balzer, 1996) oder der Entwicklung traumatischer Persönlichkeitsspaltungen (Wurmser, 2008).

Zusammenfassend ist aus der Perspektive unterschiedlicher psychodynamischer Autoren die traumatische Erfahrung charakterisiert durch ein einschneidendes Diskrepanzerleben zwischen existenzieller Bedrohung und der Erfahrung von sich selbst im Versagen der eigenen Bewältigungsmöglichkeiten, die als Schemata des Handelns und der Informationsverarbeitung in Stress-Situationen bisher gegenüber den Anforderungen des Lebens verlässlich waren. In der potenziell traumatischen Situation wird jedoch ein erzwungener Handlungsabbruch mit Kontrollverlust und ausgeprägter Hilflosigkeit erfahren. Das Verständnis vom Selbst und dem eigenen Weltbild wird erschüttert. Das traumatische Geschehen ist vom Wechsel zwischen Intrusion und Vermeidung, Regulationsproblemen von Gefühlen, Verlust des Selbstwertgefühls und möglichem Rückzug in (erlernte) Hilflosigkeit geprägt. Hinsichtlich des weiteren Verlaufs – ob Bewältigung gelingt oder sich eine Folgestörung entwickelt – wird der dynamische Prozess zwischen Ressourcen oder Vulnerabilitäten des Individuums und der Herausforderung einer allmählichen Integration des erlebten Traumas in die eigene Person hervorgehoben (Reddemann, 2021; Wöller, 2006).

Modell von Horowitz: Ein prominentes und aus einem psychodynamischen Verständnis heraus entwickeltes Modell, das durchaus als Grundlage der modernen Psychotraumatologie gesehen werden kann, stammt von Horowitz (Horowitz, 1976, 1999). Hier werden gegenläufige Bewegungen zwischen heftigen und sich aufdrängenden Beschwerden und emotional-kognitiven Reaktionen im Sinne eines Oszillierens zwischen Intrusion und Vermeidung benannt. Dann wird ebenfalls ein Modell üblicher Phasen der Bewältigung posttraumatischer Belastungen sowie deren „Scheitern“ im Sinne einer pathologischen Reaktion entwickelt. Ein üblicher Ablauf setzt sich zusammen aus dem Erleben und Erleiden des Ereignisses, einer direkten, stark emotionalen Reaktion des „Aufschreis“, nachfolgender Abwehr und Vermeidung der Erinnerungen sowie einer Phase der Intrusionen, des Durcharbeitens im Sinne einer Anerkennung der Realität des Erlebten und nachfolgend einer Integration in die eigene Lebensgeschichte. Dabei sind in jeder Phase pathologische Reaktionen von Überwältigungserleben, Panik und Erschöpfung, dysfunktionaler Vermeidung, Überflutungserleben, psychosomatischen Reaktionen bis hin zu Persönlichkeitsveränderungen möglich.

Modell von Fischer und Riedesser: Fischer und Riedesser (1998) unterteilten ihr Modell in drei Phasen oder Bereiche: der traumatischen Situation, der traumatischen Reaktion sowie des traumatischen Prozesses. Im Bereich der traumatischen Situation entwickeln sich aus dem Zusammenspiel zwischen Art, Qualität und Umfang des Ereignisses bzw. der Ereignisse sowie situativen und persönlichen Faktoren eine spezifische Bedeutung und Dynamik, also ein Thema, das mit dem Traumaereignis in seiner konstituierenden Situation verbunden wird. Die traumatische Situation wird im Hinblick auf peri- wie auch posttraumatische Faktoren des Erlebens beschrieben, mit jeweils spezifischen Bewältigungsversuchen und gleichsam der Einwirkung des Erlebten und dessen Erlebens. Der Bereich des traumatischen Prozesses wiederum beschreibt – in der Form ähnlich zu psychodynamischen Modellen von Motiv und Abwehr – das Herausbilden eines nach Wiederholung drängenden Traumaschemas sowie eines hemmenden traumakompensatorischen Schemas, in deren Kompromissbildung sich ein individuelles Bild von primärer und sekundärer posttraumatischer Symptomatik entwickelt. Einige Aspekte dieser Modelle werden im Folgenden ausführlicher beschrieben.

1.5.1 Der phasenhafte psychodynamische Verarbeitungsprozess von Traumata

Peritraumatische Situation: Ein phasenhafter, oszillierender Verarbeitungsprozess beginnt in der peritraumatischen Situation mit einer unmittelbaren *„Phase des Aufschreis"*, einer extremen psychophysischen Erregung, in der die reflektorische *„Kampf-oder-Flucht-Reaktion"* (Cannon et al., 1915) ausgelöst wird, deren relative Wirkungslosigkeit jedoch zum Handlungsabbruch führt. Daraufhin werden als Selbstschutz zumeist dissoziative Phänomene entwickelt, um sich der Überflutung durch potenziell traumatisierende Informationen und Affekte zu entziehen. Dies können Erscheinungen einer Depersonalisation sein wie z. B., sich in einer scheinbaren Beobachterposition („out-of-body") außerhalb des Geschehens zu erleben, oder einer emotionalen Verflachung bis hin zu einem Erstarrungszustand, einer emotionalen „Taubheit" (z. B. Fischer & Riedesser, 1998; Fladden, 2006).

Phasen der Intrusion und der Vermeidung: Im weiteren Verlauf ist die Reaktion gekennzeichnet durch das Oszillieren zwischen Intrusion und Vermeidung der traumatischen Erfahrung. Dies stellt einen „graduellen Assimilierungsprozess" der Erfahrung an vorbestehende individuelle Schemata dar. Phasenweise kommt es zu intrusiven Erinnerungsphänomenen mit hoher affektiver Beteiligung in Form eindringender Fragmente des erlebten Geschehens (Horowitz, 1976, 1993, 1999). Häufig, jedoch nicht bei allen Betroffenen, können sogenannte „flash-backs" auftreten, plötzliches „Aufblitzen" gespeicherter scheinbar nicht zusammenhängender Sinneswahrnehmungen, die sich aus dem Traumageschehen ableiten. In den wiederkehrenden Phasen der Intrusion wirkt oft ein Drang zur Wiederholung, vermutlich mit dem eigentlichen Ziel, traumatische Information in Bedeutungs- und Sinnstrukturen zu integrieren. Die Betroffenen bemühen sich um Anpassungsleistungen im Sinne der Informationsverarbeitung, zu denen auch „regulative Bewältigungsschemata" gehören.

Da in der traumatischen Situation zumeist nur eine unzureichende Gedächtnisspeicherung gelingt und somit Fragmente erhalten bleiben, besteht zudem die „Tendenz zur Vervollständigung", die ganze Szenerie des Erlebten allmählich wieder zusammenzusetzen. So sieht Horowitz im Trauma weniger eine energetische Überlastung (im Sinne des von Freud ausgehenden Konstrukts in der klassischen Psychoanalyse), sondern ein durch traumatische Information in seiner Integrationsfähigkeit überlastetes (psychophysiologisches) System.

Auf zu hohe Belastung durch Intrusion erfolgt im Sinne physiologischer, adaptiver Schutzfunktion jeweils ein Wechsel hin zu Phasen des Vermeidens. Dieser Gegenreaktion dienen sowohl – bewusst, aber auch unbewusst gesteuertes – Vermeidungsverhalten als auch Symptome, die überwiegend Dissoziationsphänomene darstellen, wie emotionale „Taubheit" („numbing"). Diesen liegt die Tendenz unbewusster intrapsychischer „Verleugnung" im Sinne einer Abwehr der traumatischen, mit entsprechend negativem Affekt besetzten Inhalte zugrunde, d.h., es kann zu einer Aktivierung basaler Regulationsmechanismen kommen, die auch mit zumindest zeitweiliger Abspaltung der in Fragmenten gespeicherten Traumaerfahrung verbunden ist. In der Fragmentierung der Erinnerung kann auch ein unbewusster Versuch gesehen werden, die bedrohliche traumatische Information auf jeweils kleinere Einheiten zu reduzieren (z.B. Fischer & Riedesser, 1998), was Horowitz (1999) in Verbindung mit der Verleugnung versteht. Diesem wirkt dann wiederum die o.g. Vervollständigungstendenz entgegen.

In der skizzierten Reaktion auf traumatische Erfahrung, die sich in weiten Teilen auf phänomenologischer Ebene in der Symptomatik spezifischer Traumafolgestörungen wiederfindet, ist im Verlauf auch die Voraussetzung der Bewältigung angelegt. Damit ist die *traumatische Reaktion* als zunächst adaptiver Verarbeitungsprozess zu verstehen, entsprechend einer physiopsychologischen Selbstheilungsfunktion jedes betroffenen Menschen im Wechsel von sich aufdrängendem Wiederaufkommen des traumatischen Materials und der kompensierenden Mechanismen. Dabei remittieren Intrusion oder die der Vermeidung dienenden Symptome (zeitlich und kausal) nicht unabhängig voneinander. Zur Veranschaulichung, wie diese Rückbildung in oszillierenden Phasen entsprechend nachlassender Symptomintensität erfolgt, kann das Bild einer *sinusförmigen Schwingung* dienen, die sich bei Bewältigung erlangenden Verläufen kontinuierlich in der Amplitude verringert, bis der Ausgangszustand erreicht wird.

Modell der Adaptiven Informationsverarbeitung und Assoziationsmodell: Ein aktuelleres Modell intrapsychischer Verarbeitungsprozesse liefert das Modell der Adaptiven Informationsverarbeitung und der daraus resultierenden Behandlungsmethode „Eye Movement Desensitization and Reprocessing" (EMDR) (Shapiro, 1998). Auch hier wird ein psychophysiologisches Informationssystem postuliert, welches für die Assimilation belastender Erfahrungen sorgt, wobei traumatische Einflüsse dafür sorgen, dass Wahrnehmungen mit durch die Erregung verknüpften Verzerrungen maladaptiv abgespeichert werden.

Wöller (2016) sieht hierbei ein inhaltliches Dilemma, da eine Behandlung von Traumafolgestörungen im Rahmen psychodynamischer Therapie auf „externe" Konzepte wie das von Shapiro formulierte zurückgreifen muss, welches traumatheoretisch und neurobiologisch basiert ist. Denn die psychodynamische Konzeptualisierung in Konflikt- und Strukturkonzepten, wie etwa durch die OPD vorgeschlagen, könne auf der einen Seite die Symptombildung der PTBS nicht herleiten und stelle keinen psychodynamischen Rahmen für die Behandlung dieser (wie z.B. die EMDR-Methode) bereit.

Wöller plädiert daher für die Einführung eines dritten und ergänzenden Assoziationsmodells. Dieses geht in Anlehnung an frühe analytische Theorien davon aus, dass im Normalfall psychische Inhalte emotional hochbelasteter Beziehungserfahrungen (zu denen auch Naturkatastrophen und Unfälle gezählt werden) an die Repräsentanzen der Gedanken-, Gefühls- und Beziehungswelt des Alltagslebens zu assoziieren sind und somit aus der gegenwärtigen Perspektive als abgeschlossen und nicht mehr belastend wahrgenommen werden müssen. Beispielsweise könnten somit negative Erlebnisse mit Repräsentanzen der Erfahrung von Unterstützung und Verständnis in einer Beziehung der Gegenwart verbunden werden, müssten nicht mit subjektiv überwältigendem Stress einhergehen und würden dann Teil der umfassenderen Repräsentanz positiver Beziehungserfahrungen.

Im Falle einer Traumatisierung könne dieser Assoziationsprozess außer Kraft gesetzt sein, wenn die traumatische Beziehungserfahrung zu stark und/oder die Repräsentanzen positiver Beziehungserfahrungen des Alltagslebens zu schwach ausgebildet seien. Das Aussetzen des skizzierten Assoziationsvorgangs hätte bei zu schwacher Repräsentanzenwelt dann für das Individuum eine schützende Funktion, „um dem Selbst die Vorstellung eines sicheren, vorhersagbaren und geordneten Lebens zu erhalten“. Die bedrohlichen Traumainhalte könnten somit ohne symbolische Repräsentanz außerhalb der Repräsentanzenwelt des Alltagslebens in Form hoch stressbelastender Erinnerungsfragmente, Körperempfindungen usw. präsent bleiben. Auch wenn z.B. Wittmann (2020) infrage stellt, ob es notwendig sei, bestehende psychodynamische Konzepte durch traumaspezifische Konstrukte zu ergänzen, wird anhand der beschriebenen Herangehensweisen deutlich, wie wichtig es ist, die Phänomene, die uns im Kontext Posttraumatischer Belastungsstörungen begegnen, in einer Terminologie zu beschreiben, die es ermöglicht, sie in therapieverfahrensspezifische Gesamtmodelle zu integrieren und für eine individualisierte Therapieplanung nutzbar zu machen.

1.6 Operationalisierung von Lebensereignissen und Traumata, deren psychodynamische Verarbeitung und die Folgen im Kontext der OPD

Definitionen: Entsprechend den bisher dargelegten Aspekten sollte eine Operationalisierte Psychodynamische Diagnostik auch zu den psychodynamisch bedeutsamen Faktoren für Entwicklung und Aufrechterhaltung einer Folgestörung nach schwer belastenden Lebensereignissen Stellung beziehen. Hierzu ist es – wie auch weiter oben beschrieben – wichtig, eine eindeutige Definition dessen anzustreben, was als Trauma verstanden wird und wie sich dieses von einer sonstigen psychosozialen Belastung unterhalb dieser Schwelle unterscheidet. Es ist weiterhin aufgrund der Heterogenität von Traumaereignissen zu definieren, wie diese operationalisiert abgebildet, unterschieden und quantifiziert werden können. Und es sind die zur „Verarbeitung“ eines Traumas notwendigen psychodynamischen Ressourcen bzw. hinderlichen Vulnerabilitäten zu charakterisieren sowie mögliche Folgen eines Traumas für die Psychodynamik der Betroffenen.

Somit lassen sich, wie nachfolgend ausgeführt, drei psychodynamische Dimensionen der Betrachtungsweisen von Lebensereignissen, Traumata und Folgen inklusive Traumatisierung darstellen:

1. Wie kann aus psychopathologischer und psychodynamischer Sicht Trauma definiert werden (Trauma versus anderes Lebensereignis)?
2. Was sind zentrale (intrapsychische) Mechanismen der Ereignisverarbeitung?
3. Was sind die (psychodynamischen) Folgen des Ereignisses?

Es ist aus der Perspektive der OPD wichtig, eine operationalisierte Definition vorzulegen, damit vor dem Hintergrund der Breite der Verwendung derselben Begriffe für unterschiedliche Phänomene eine Verständigung möglich wird. Hierbei erhebt die OPD keinen Anspruch auf eine „allgemeingültige Wahrheit“, sondern versteht diese Operationalisierung als den Versuch, eine gemeinsame Begrifflichkeit und Sprache zu finden.

1.6.1 Ereignis

Aufgrund einer notwendigen Unterscheidung zwischen belastenden Lebensereignissen (z. B. Trennung, Verlust) und Traumata mit ausgeprägter Belastungsintensität (s. Kap. 1.3) orientiert sich die OPD aktuell an der Traumadefinition des DSM-5 (Falkai & Wittchen, 2018), da die ICD-11 im bundesdeutschen Gesundheitssystem bislang noch keinen Eingang gefunden hat. Für das Kriterium A wird verlangt, dass die Betroffenen tatsächlich oder angedroht dem Tod, einer schwerwiegenden Verletzung oder sexueller Gewalt ausgesetzt waren. Seidler (2012) verwendet in diesem Kontext den Begriff der befürchteten „Auslöschung“, der sowohl objektivierbare wie auch subjektive Komponenten enthält. Bezüglich der Beteiligung am Ereignis werden vier Möglichkeiten definiert:

- direktes Erleben des Ereignisses
- persönliches Miterleben, wie das Ereignis anderen zustößt
- Erfahren, dass das Ereignis einem engen Familienmitglied oder einem/einer engen Bekannten zugestoßen ist (Bezüglich des tatsächlichen oder angedrohten Todes muss der Todesfall durch ein gewaltsames Ereignis oder einen Unfall geschehen sein.)
- wiederholte oder sehr extreme Konfrontation mit aversiven Details eines Ereignisses, üblicherweise im beruflichen Kontext, z. B. als Angehörige der Polizei und

anderer Hilfsorgane, aber z. B. auch Therapeut:innen (Indirekte und nichtberufliche Exposition über elektronische Medien, Fernsehen, Filme oder Bilder gehören üblicherweise nicht dazu.)

Die Ereignisdefinition einer PTBS im Sinne von ICD-11 wird in wesentlichen Teilen ähnlich sein (vgl. https://icd.who.int/en). Auch hier geht es um ein Ereignis oder eine Reihe von Ereignissen von einer „extrem bedrohlichen oder entsetzlichen" Ereignisqualität. Die „Komplexe Posttraumatische Belastungsstörung" wird im ICD-11 neu eingeführt und ergänzt die oben genannten Kriterien einerseits dadurch, dass es sich zumeist um sich wiederholende oder lang anhaltende Ereignisse handele, denen kaum oder gar nicht zu entkommen sei. Als Beispiele werden Völkermord, Folter und Sklaverei, aber auch lang anhaltende häusliche Gewalt oder wiederholter Missbrauch in der Kindheit genannt.

Selbst diese strenge Definition des Ereignisses lässt durchaus einen gewissen Interpretationsspielraum. Trotzdem soll hierbei deutlich werden, dass das Ereignis mit einer tatsächlichen Bedrohung oder der Gefahr der Bedrohung des Lebens oder der körperlichen Unversehrtheit einhergehen muss, um als Trauma definiert zu werden. Alle anderen Lebensereignisse, die diese Traumakriterien nicht erfüllen, werden in der OPD somit als belastendes Lebensereignis ohne eine weitere spezifische Beschreibung definiert.

1.6.2 Ereignisverarbeitung

Aus psychodynamischer Sicht sind für das Verständnis der emotionalen Folgen eines Ereignisses die individuellen Formen der Verarbeitung der Betroffenen von großer Bedeutung. Hierzu muss ein Bild des psychischen Binnenraumes gewonnen werden, welches verschiedene Aspekte beinhaltet. Die OPD-3 bietet hierfür ein etabliertes System, welches die Möglichkeiten der psychodynamischen Verarbeitung eines Ereignisses abbilden kann, aber auch die Folgen, wenn es im psychischen Binnenraum zu Veränderungen gekommen ist.

- Auf der *Achse I* können bereits in der Grundform der OPD-3 Faktoren des Krankheitserlebens und der Möglichkeiten zur Bewältigung abgebildet werden, die um einige traumaspezifische Elemente ergänzt werden.
- Wie oben ausgeführt, stellt eine stabile und vielfältige Beziehungsdynamik inklusive Nutzung von zwischenmenschlichen Unterstützungssystemen eine Ressource dar, um eine Lebensbelastung oder ein Trauma funktionell ohne Folgen zu bewältigen. Diesbezüglich kann mittels der *Achse II* (Beziehungsachse) der OPD die den Betroffenen als hilfreich zur Verfügung stehende Beziehungsdynamik, aber auch eine aufgrund dysfunktionaler Beziehungsmuster bestehende Vulnerabilität abgebildet werden.
- Auch vorbestehende Konfliktspannungen oder neurotische Konflikte haben das Potenzial, die Verarbeitung einer Lebensbelastung negativ zu beeinflussen, und

können gemäß dem OPD-3-Manual auf *Achse III* (Konfliktachse) entsprechend abgebildet werden.
- In Bezug auf die Ressourcen der Betroffenen zur Regulierung und Verarbeitung des Traumas sind strukturelle Fertigkeiten der Persönlichkeit vonnöten, die mithilfe der *Achse IV* (Strukturachse) im OPD-3-Grundmodul abgebildet werden können.

Auf Grundlage dieser Ausführungen bietet die Grundversion der OPD-3 bereits jetzt eine gute Möglichkeit, die psychodynamische „Ist-Situation" vor dem Lebensereignis abzubilden. Diese stellt eine wesentliche Grundlage dar, mit deren Hilfe Betroffene ein Ereignis gut verarbeiten können oder auf Basis derer sich Überforderung in der Verarbeitung einstellen und sich eine Symptomatik ausbilden kann. Die psychodynamischen Folgen werden wie nachfolgend ausgeführt und mittels des ergänzenden Moduls abgebildet.

1.6.3 Folgestörung

Auch bezüglich der aus einem Ereignis resultierenden psychischen Folgen ist eine operationalisierte Definition notwendig, um die Symptomatik und deren Schwere abbilden zu können. Hierbei orientiert sich die OPD psychopathologisch an den bestehenden Kriterien der etablierten Diagnosesysteme (ICD-10 bzw. ICD-11; DSM-5). Die häufigsten Folgestörungen nach einem Traumaereignis sind die akute Belastungsstörung und die Posttraumatische Belastungsstörung. Bezüglich der genauen Definitionen und Kriterien sei auf die Klassifikationsmanuale verwiesen. In diesem Rahmen sei jedoch ins Bewusstsein gerufen, dass die akute Belastungsstörung eine kurzzeitige (üblicherweise nur wenige Tage bzw. je nach Diagnosesystem bis zu einer maximalen Dauer von einem Monat) Reaktion abbildet, die mit einer ausgeprägten Symptomatik einhergeht, welche in engem zeitlichem Kontext (weniger als ein Monat) zum Ereignis aufgetreten ist.

Anhand dieser Definitionen werden alle anderen Syndrome mit traumaunspezifischer Symptomatik (z. B. Niedergeschlagenheit) und entsprechender Symptomdauer (z. B. länger als wenige Tage oder ein Monat) als *Anpassungsstörung* oder bei Erfüllen syndromspezifischer Kriterien als eigenständige Diagnosen, z. B. spezifische Phobie, beschrieben. So lassen sich beispielhaft in Bezug auf einen Verkehrsunfall verschiedene Möglichkeiten darstellen:

Beispiel

Verkehrsunfall
- Bei schwerer Verletzung des Betroffenen mit erlebter Todesbedrohung kann in den ersten Stunden bis Tagen eine Symptomatik mit deutlichem Leidensdruck vorhanden sein, die dann als *akute Belastungsstörung* zu diagnostizieren wäre.

- Ist diese nach 4 Wochen weiterhin vorhanden und erfüllt sie die entsprechenden diagnostischen Kriterien, käme es zum Diagnosewechsel in eine *PTBS*.
- Ebenso wäre in dem beschriebenen Fall bei ansonsten symptomloser Krankheitsverarbeitung vorstellbar, dass der Betroffene im weiteren Verlauf aufgrund von Ängsten nicht mehr selber Auto fahren kann und somit eine *spezifische Phobie* entwickelt.
- Auch eine seit dem Unfallereignis entwickelte Traurigkeit bis hin zum Vollbild einer *Depression* wäre dann als Traumafolgestörung mit einer depressiven Episode zu diagnostizieren.

Grundsätzlich können bei länger andauernden oder sich wiederholenden Traumaereignissen (z. B. Folter, wiederholter sexueller oder gewalttätiger Missbrauch, Entführung) neben den o. g. syndromalen Beschwerden auch Veränderungen der Persönlichkeit des Opfers als Folgen auftreten; dies natürlich in ausgeprägterem Maße bei Ereignissen im Kindes- und Jugendalter. Die Folgen können auf der syndromalen Ebene Persönlichkeitsveränderungen oder das Entwickeln einer komplexen PTBS oder entsprechender Störungen des DSM-5 sein.

Zu vermeiden ist aus dieser Perspektive die Verwendung von nicht validierten Diagnosebegriffen, die den Konstrukten der phänomenologisch orientierten Diagnosesysteme nicht entsprechen. Beispielsweise können sich bei vielen Patient:innen mit einer Borderline-Persönlichkeitsstörung in der frühen oder aktuellen Lebensgeschichte auch schwer belastende, potenziell traumatische Lebensereignisse finden, die aber nicht in der Lage sind, die Entstehung der Persönlichkeitsstörung hinreichend und umfassend zu erklären. Eine einseitige Ursachenfixierung auf das potenzielle Trauma („Ich habe die Probleme nur, weil ich traumatisiert wurde!") kann eine umfassende psychotherapeutische Behandlung erschweren, da mitunter Behandlungsansätze, die über die direkte Bearbeitung der traumatischen Erinnerung hinausgehen, zunächst abgelehnt werden („Ich bin nur bereit, eine Traumatherapie zu machen!"). Zudem wäre bei dieser Gruppe von Patient:innen eine einseitige und vorschnelle Traumaexposition aufgrund der unzureichenden strukturellen Integration (Achse IV der OPD-3) häufig kontraindiziert und es sind zunächst Techniken einer strukturbezogenen Therapie (z. B. zur Förderung der Emotionsregulierung) notwendig.

Einige Veränderungen stehen im Raum: die Aufnahme der komplexen PTBS in ICD-11 und die aktuellen Behandlungsleitlinien (www.awmf.org), die durch die Aufnahme von Diagnosekriterien in Bezug auf Schwierigkeiten der Emotionsregulation, des negativen Selbstbildes und interpersoneller Probleme explizit über die Traumabehandlung hinaus notwendige Therapieziele formulieren, sowie die zukünftig im ICD-11 wirksame dimensionale und strukturbezogene Diagnostik von Persönlichkeitsdysfunktion (Tyrer, Crawford & Mulder, 2011). Diese skizzieren interessante Möglichkeiten, auch in Bezug auf die Behandlungsplanung eine differenziertere behandlungsleitende Diagnose zu vergeben, wenngleich noch unklar ist, inwiefern dies auch in der Praxis zu mehr Klarheit führen wird.

1.7 Notwendigkeit der achsenspezifischen Ergänzungen des OPD-3-Grundmanuals

Mithilfe der *Achse I* der OPD-3 sollten die syndromalen Folgen eines belastenden Lebensereignisses abgebildet werden können. Zusätzlich sollten im ergänzenden Modul auch weitere Traumafolgen, wie z.B. das jetzige emotionale Erleben des zurückliegenden Ereignisses, dargestellt werden.

Insbesondere bei durch Menschen verursachten Gewalttraumata, aber auch generellen Verarbeitungsfolgen wären Ergänzungen der *Achse II* sinnvoll, um durch das Trauma entstandene Änderungen der Beziehungsmuster abzubilden.

Letztendlich können durch ein Ereignis psychodynamische, neurotische Konflikte (im Sinne der Aktualisierung vorbestehender neurotischer Konfliktspannung) entstehen oder vorbestehende neurotische Konflikte die Möglichkeiten der Betroffenen zur funktionalen Bewältigung des Ereignisses einschränken. Daher sollen die nach einem Ereignis eingetretenen Veränderungen in den Konfliktmotiven in *Achse III* durch das Trauma-Modul ebenfalls abgebildet werden.

Die nach einem Lebensereignis bedeutsam vorhandenen Veränderungen der strukturellen Integration (*Achse IV*) können bereits jetzt in der OPD-3 eingeschätzt werden, sollten jedoch zusätzlich ausdifferenziert werden.

2 Darstellung des ergänzenden OPD-Moduls Trauma- und Lebensereignisverarbeitung

Das vorliegende OPD-Zusatzmodul beschreibt im Zusammenspiel mit dem allgemeinen OPD-3-Manual individuelle Verarbeitungsprozesse und Folgestörungen nach belastenden Lebensereignissen bzw. psychischen Traumatisierungen. Sowohl belastende als auch potenziell traumatisierende Ereignisse können abhängig von der Schwere des Ereignisses, den persönlichen Vulnerabilitäten und den vorhandenen Ressourcen funktional bewältigt werden oder zu psychischen Folgestörungen führen.

Ziel des Moduls ist eine umfassende operationalisierte diagnostische Einschätzung des zugrunde liegenden Ereignisses, der individuellen Verarbeitungskapazitäten und der symptomwertigen Folgen mit dem primären Ziel, die OPD für das individuelle Verständnis, aber insbesondere die Behandlungsplanung bei Traumafolgestörungen nutzbar zu machen.

Typ-I- und Typ-II-Traumata: Die in diesem Modul vorgestellten Ergänzungen zur OPD-3 sollen die Diagnostiker:innen befähigen, insbesondere die Auswirkungen einmalig oder selten auftretender Ereignisse kurzer Dauer (sog. Typ-I-Traumata) abzubilden. Die spezifischen Bewältigungsformen zeitlich länger zurückliegender, kumulativer oder lang anhaltender Traumaereignisse (sog. Typ-II-Traumata) werden in ihren psychodynamischen Konsequenzen für das Beziehungserleben, die Struktur oder die inneren Konflikte mit dem OPD-Standardmanual bereits ausreichend abgebildet und bedürfen oftmals nur einer ergänzenden traumaspezifischen Einschätzung auf der Achse I und in der individuellen Fallkonzeptualisierung.

Vorgehen: Grundsätzlich empfiehlt sich folgendes Vorgehen bei betroffenen Patient:innen, bei denen ein belastendes Lebensereignis oder Trauma zu psychischen Problemen oder Belastungen geführt hat:

- Wenn das Lebensereignis *länger als 5 Jahre* zurückliegt (die Zeitdimension orientiert sich an der Zeitperspektive der Achse IV), sollte die OPD-3-Grundversion verwendet werden und auf die zusätzliche formale Anwendung des Moduls kann an vielen Stellen verzichtet werden. Begründet wird dies durch die lange Zeitperspektive, die eine valide Einschätzung und Unterscheidung der Psychodynamik vor und nach einem Ereignis einschränkt, da retrospektive kognitive und/oder emotionale Verzerrungen nicht zu vermeiden sind. Gleichzeitig können die Perspektiven des Moduls helfen, die fallbezogene Sensibilität in Bezug auf das biografische Verständnis zu erhöhen und psychodynamische „Kurzschlüsse“ zu vermeiden. Falls sinnvoll, können die zusätzlichen Elemente der Achse I eingeschätzt werden, wenn eine deskriptive Differenzierung der Beschwerden nach einem lang zurückliegenden Ereignis erwünscht ist.

- Bei einem Lebensereignis, welches *in den letzten 5 Jahren* eingetreten ist und zu einer klinisch relevanten Symptomatik geführt hat, sollte in zwei Schritten vorgegangen werden: Zunächst wird die OPD-3-Grundversion eingesetzt, um eine Einschätzung der vor dem Ereignis bestehenden Psychodynamik vorzunehmen. Dies kann, wie oben ausgeführt, zum Verständnis möglicher Folgestörungen oder deren Ausbleiben genutzt werden. In einem zweiten Schritt sollte ergänzend das nachfolgend beschriebene Modul eingesetzt werden, um die syndromalen und psychodynamischen Folgen des Ereignisses abzubilden. In der Zusammenschau beider Aspekte (vorbestehende und folgende Psychodynamik) kann eine individuelle und umfassende Diagnostik und Therapieplanung erfolgen.

2.1 Ressourcen und Vulnerabilität im OPD-3 Standardmanual

Im folgenden Abschnitt soll dargestellt werden, wo das Standardmanual der OPD-3 bereits zahlreiche Aspekte abbildet, die für die diagnostische Einschätzung der vorhandenen Bewältigungsressourcen und spezifischen Vulnerabilitäten im Hinblick auf die Verarbeitung belastender und traumatischer Ereignisse von Bedeutung sind.

Veränderungsressourcen: Die allgemeine Beurteilung der Veränderungsressourcen auf der Achse I (2.8.1) der OPD-3 beinhaltet bereits die Einschätzung, inwieweit eine Person aktuell persönliche Ressourcen – z. B. aktives Auseinandersetzen mit der Störung oder Erschließung neuer Perspektiven – als gesundheitsförderndes Verhalten und zur Bewältigung einer psychischen Erkrankung einsetzen kann (Item *Umgang mit der Erkrankung* [Coping], 2.8.1.2). Darüber hinaus werden im Item *psychosoziale Unterstützung* (2.8.1.3) der Grad der zur Verfügung stehenden sozialen Unterstützungsangebote (Familie, therapeutische, soziale Einrichtungen etc.) und die Fähigkeit des Patienten, die bestehenden Angebote anzunehmen bzw. als gesundheitsfördernde Ressource zu nutzen, abgebildet.

Vulnerabilitätsfaktoren: Die Störungsverarbeitung beeinflussende Vulnerabilitätsfaktoren werden in den Achsen I bis IV der OPD-3 erfasst. Abgebildet werden *Veränderungshemmnisse* (2.8.2) und fehlende Ressourcen (Achse I), maladaptive Beziehungsmuster (Achse II), repetitiv-dysfunktionale Konflikte (Achse III) und das Niveau der strukturellen Integrität (Achse IV).

Trotz dieser umfassenden psychodynamischen Einschätzung erfordert die diagnostische Beurteilung traumatisierter Menschen jedoch eine weitere Ergänzung zur spezifischen Darstellung traumaspezifischer Verarbeitungsprozesse.

2.2 Ereignis – Trauma oder Belastung?

Prüfen der Traumakriterien: Anknüpfend an die Ausführungen in Kap. 1 des Buches ist also zunächst die Frage zu klären, ob ein Ereignis vorliegt, das in seiner Art und Schwere die oben genannten Kriterien für ein Traumaereignis erfüllt. Ereignisse wie Verlust nahestehender Menschen durch Tod oder Trennung oder körperliche Erkrankung ohne weitergehende traumaspezifische Anteile, Verlust des Arbeitsplatzes etc. sind – gestützt auf die einschlägigen syndromal ausgerichteten Diagnosemanuale und Leitlinien – nach der hier gebrauchten Definition keine Traumaereignisse. Sie können daher zu psychischen (Belastungs-)Folgestörungen führen, aber eben nicht zu Traumafolgestörungen im engeren Sinne. Liegt ein für die psychische Verfassung des Betroffenen relevantes aktuelles Ereignis vor, geht es also zunächst um eine objektivierende Bewertung, ob die Traumakriterien, z. B. nach DSM-5, erfüllt sind.

Einschätzung von Folgestörungen: Nach der Einschätzung des Ereignisses (Trauma vs. belastendes Lebensereignis) und des Verarbeitungsprozesses (Einschätzung von Ressourcen und Vulnerabilitäten) auf den Achsen I bis IV (OPD-3-Grundversion) zeigt sich, ob eine Traumafolgestörung bzw. Folgestörung nach belastendem Lebensereignis vorliegt. Es lässt sich mittels des Zusatzmoduls dann auch beschreiben, ob es auf den Achsen II bis IV sich seit dem Traumaereignis entwickelnde Einbußen in der Gestaltung der Beziehungsmuster, im Konflikterleben oder in den strukturellen Fähigkeiten gibt oder ob vor dem Hintergrund bestehender Fähigkeiten und/oder geringer Vulnerabilität die Entstehung einer gravierenden (Trauma-)Folgestörung abgewendet werden konnte (vgl. Kap. 2.3.5 Prototypen A und C).

Durch die heterogenen Verarbeitungsprozesse und das individuelle Zusammenwirken von Schutz- und Risikofaktoren kann auf der Ebene der deskriptiv-syndromalen Diagnostik eine Vielzahl von Folgestörungen entstehen. Vergleichbare Traumata oder Ereignisse können durch die individuell vorhandenen oder fehlenden gesundheitsfördernden Faktoren zu unterschiedlichen psychischen und psychosomatischen Störungen führen oder auch ohne Erkrankungsfolgen verarbeitet werden.

Traumafolgestörungen und andere Störungen: Zu den Traumafolgestörungen im engeren Sinne gehören die *akute Belastungsstörung* und die *Posttraumatische Belastungsstörung*. Diese können per definitionem nur nach Ereignissen auftreten, die die Kriterien eines Traumas erfüllen. *Andere Störungen*, wie verlängerte Trauerstörung, Angststörungen, Depressionen, Suchterkrankungen, somatoforme oder Anpassungsstörungen, können – wie oben dargestellt – als Folge der Verarbeitung traumatischer, aber auch sonstiger belastender Lebensereignisse und selbstverständlich auch unabhängig davon auftreten. Diese Störungen sind hier im Sinne einer komorbiden oder traumaassoziierten Störung zu beschreiben. Sie können sich als direkte Folge der Traumatisierung, neben einer spezifischen Traumafolgestörung oder für sich allein entwickeln. Als unspezifische Auswirkung insbesondere früher Traumatisierung – vor allem wenn diese wiederholt oder lang anhaltend war – können sich Persönlichkeitsstörungen oder anhaltende Persönlichkeitsveränderungen entwickeln, die syndromal nach den Kriterien des Kapitels F6 der ICD-10 oder nach DSM abgebildet werden können.

An dieser Stelle sei auch die in der ICD-11 erstmals definierte *Komplexe Posttraumatische Belastungsstörung* erneut genannt, die eine Mischung aus Kriterien darstellt, welche bei PTBS und Persönlichkeitsstörung relevant sind. Hier ist eine genaue differenzialdiagnostische Abwägung insbesondere vor dem Hintergrund des persönlichkeitsstrukurellen Einschränkungsprofiles (z.B. nach OPD-Achse IV) nötig, um insbesondere behandlungstechnisch entscheiden zu können, ob bzw. wann im Verlauf eher Persönlichkeitsfunktionen oder traumaspezifische Symptomatik in den therapeutischen Fokus genommen werden.

Verlauf: Unabhängig von der Art des Ereignisses kann eine sich entwickelnde Folgestörung (Trauma- oder sonstige Folgestörung) im weiteren Verlauf remittieren oder chronifizieren. So kann z.B. die PTBS sehr unterschiedlich verlaufen und sich in vielen Fällen auch ohne fachliche Intervention vollständig zurückbilden. In einer Untersuchung von Kessler war ca. ein Drittel der Traumatisierten, bei denen eine PTBS aufgetreten war, nach 1 Jahr ohne spezifische Hilfsangebote beschwerdefrei; bei insgesamt der Hälfte war nach 4 Jahren keine Störung mehr erkennbar. Andererseits bestand bei ungefähr einem Drittel der PTBS-Patient:innen die Störung auch noch nach 10 Jahren (Kessler, Sonnega, Bromet, Hughes & Nelson, 1995). Abbildung 2-1 versucht, die o.g. Ausführungen synoptisch zu fokussieren.

2.3 Ereignisspezifische Ergänzungen der OPD-3

2.3.1 Achse I (Krankheitserleben und Behandlungsvoraussetzungen)

Das Modul ergänzt im Falle eines relevanten Ereignisses die Achse I (Krankheitserleben und Behandlungsvoraussetzungen) um traumaspezifische Items. Diese dienen neben der Bewertung der Ereignisschwere und des subjektiven Erlebens der objektivierenden Bewertung individueller und subjektiver Schutz- und Risikofaktoren und ermöglichen die Abgrenzung von einem belastenden Lebensereignis.

Objektivierende Bewertung des Ereignisses

Da Art und Schwere des Ereignisses eine wichtige Rolle in der Bewältigung spielen, werden Kriterien zur Einschätzung der Schwere des relevanten Ereignisses erhoben. Zunächst wird unterschieden zwischen einmalig aufgetretenen („single-event“- bzw. Typ-I-)Ereignissen und wiederholten, kumulativen oder lang anhaltenden Ereignissen (Typ II). Die Art des Ereignisses (Unfall, Gewalttat, sexualisierte Gewalt etc.) wird ebenfalls erhoben. Die Anzahl früherer Ereignisse wird abgebildet, ebenso die Dauer

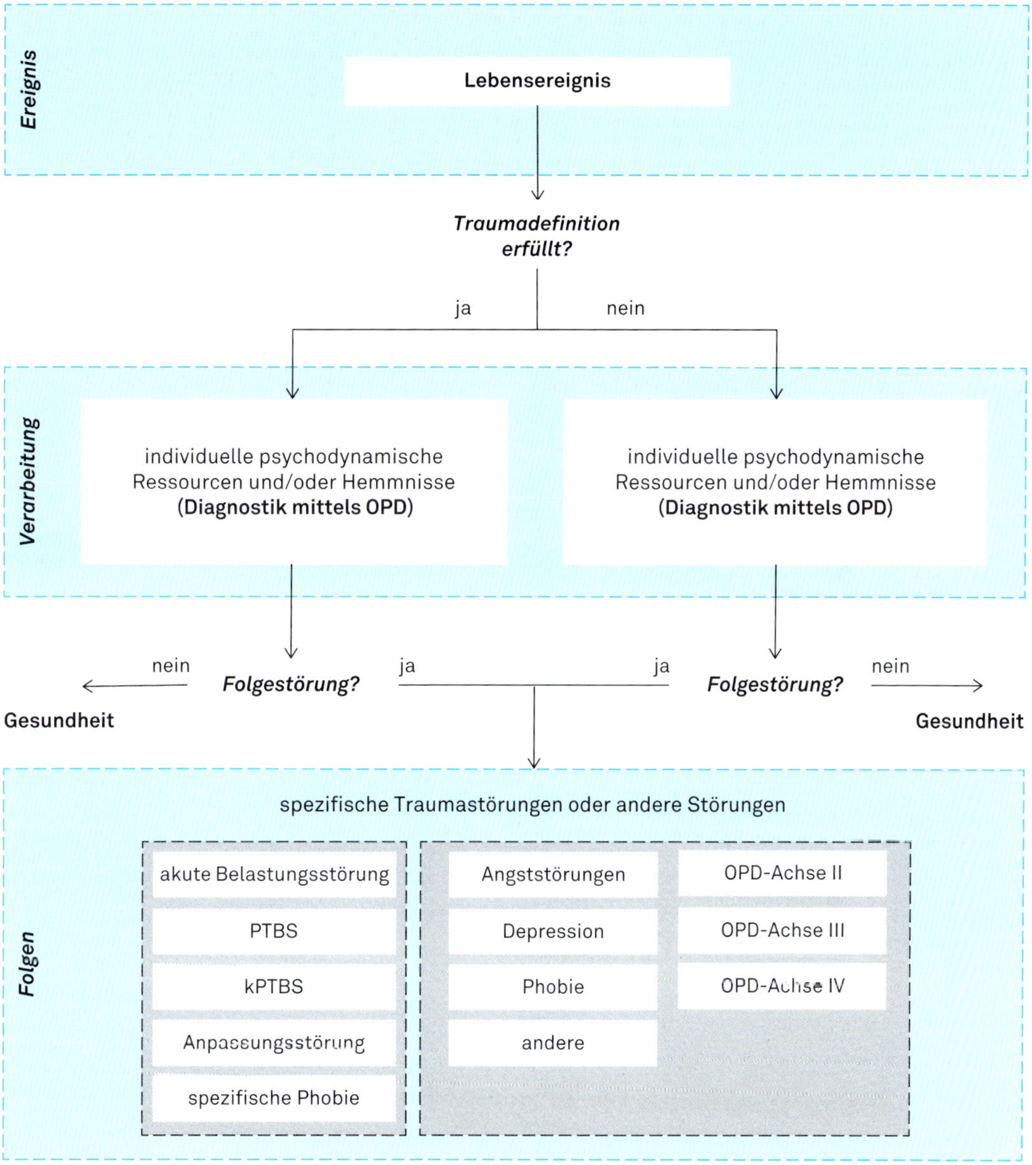

Abbildung 2-1: Kausaler Zusammenhang zwischen einem Ereignis, den individuellen psychodynamischen Verarbeitungsprozessen und den resultierenden Folgen (inklusive deren Ausbleiben bei ausreichenden Ressourcen). Entsprechend der „inneren Logik" des Manuals wird für die psychodynamische Verarbeitung eines Lebensereignisses unterschieden zwischen dem EREIGNIS (als belastendes Lebensereignis oder als Trauma), der individuellen VERARBEITUNG (entsprechend den psychodynamischen Ressourcen oder Hemmnissen, die die Folgen begründen; diese können mittels des OPD-3-Grundmanuals und des vorliegenden Trauma-Moduls erhoben werden) und den aus dieser Verarbeitung resultierenden FOLGEN. Die Folgen können der Erhalt von Gesundheit, aber auch die Entwicklung einer spezifischen Traumafolgestörung (nach einem Traumaereignis wahrscheinlicher) oder einer sonstigen psychischen Störung sein, aber auch Veränderungen der vorbestehenden Psychodynamik entsprechend den Achsen II bis IV der OPD sind möglich.

des relevanten Ereignisses und die Zeitspanne zwischen dem Ereignis und der aktuellen Diagnostik. Neben der Einschätzung der DSM-Traumakriterien erlauben diese Items eine Aussage über die ereignisimmanenten Faktoren für die Verarbeitung und die eventuelle Entstehung einer Traumafolgestörung.

Krankheits-, Veränderungs- und Behandlungskonzepte des/der Patient:in

Die OPD-Standardeinschätzung der Krankheitskonzepte des/der Patient:in, also das subjektive Erklärungsmodell für die Ursache und den Verlauf der Symptomatik sowie deren Behandlung, wird erweitert um die Perspektive, inwieweit der/die Patient:in das Ereignis für seine/ihre aktuellen Beschwerden bzw. Leiden verantwortlich sieht.

Veränderungsressourcen/Veränderungshemmnisse

Auch die bestehenden Veränderungsressourcen bzw. -hemmnisse werden in Bezug auf das Ereignis beurteilt. Welche Möglichkeiten psychosozialer Unterstützung stehen zur Verfügung und wie gelingt es dem/der Patient:in, die vorhandene Unterstützung zu mobilisieren und als Ressource zu nutzen?

Hemmnisse werden dahingehend ergänzend beurteilt, ob Vermeidungsverhalten vorliegt, mit dem der/die Patient:in sich eine vorübergehende Entlastung von der Erinnerung an das Ereignis und von dadurch ausgelöstem Wiedererleben belastender Gefühle verschafft, das aber möglicherweise zur Aufrechterhaltung oder Chronifizierung der Störung beiträgt. Darüber hinaus wird eruiert, ob Täterkontakt besteht, der eine therapeutische Veränderung erschweren oder unmöglich machen kann.

Emotionale Erlebensperspektive

Neben den oben genannten Items zur objektivierenden Bewertung wird das subjektive Erleben des Ereignisses zum Zeitpunkt des Ereignisses selbst und zum Zeitpunkt des Interviews eingeschätzt. Beurteilt werden die emotionalen Vorgänge inklusive des Grades der Dissoziation. In welchem Ausmaß traten Angst/Bedrohung, Hilfe/Kontrollverlust, Schuld, Scham/Selbstvorwürfe, Ärger/Wut auf den Täter und sich selbst, Verbitterung und emotionale Abgestumpftheit in Bezug auf das Ereignis auf; welche Rolle spielten dissoziative Phänomene? Wie bildet sich das subjektive Erleben des/der Patient:in bezogen auf das Ereignis in diesen Items zum aktuellen Zeitpunkt der Befragung ab?

2.3.2 Achse II (Beziehung)

Die Diagnostik repetitiv-dysfunktionaler Beziehungsmuster als hochgradig bedeutsame Faktoren für die Entstehung und das persönliche Erleben psychischer und psychosomatischer Störungen erfolgt wie im OPD-3-Standardverfahren, ergänzt um die zusätzliche Einschätzung von seit dem Ereignis veränderten Beziehungsmustern. In anderen Worten: Es soll abgebildet werden, inwiefern sich das interpersonelle Erleben und Verhalten seit dem Ereignis verändert hat.

2.3.3 Achse III (Konflikt)

Die Konfliktachse der OPD-3 erfasst die individuelle Bedeutung zeitlich überdauernder dysfunktionaler psychodynamischer Konflikte. Diese repetitiven Erlebens- und Verhaltensmuster sind verbunden mit konflikttypischen Kern- und Leitaffekten. Der in der OPD-2 eingeführte Begriff des Aktualkonflikts wurde in der OPD-3 aufgegeben. Jedoch kann in Bezug auf belastende und traumatische Ereignisse eine Veränderung der neurotischen Motivationsdynamik nach einem Lebensereignis – z. B. das erstmalige Auftreten eines neurotischen Konfliktes in klinisch relevanter Dynamik durch eine motivspezifische Passung des Ereignisses mit einer vorbestehenden neurotischen Konfliktspannung – durchaus psychodynamisch verstanden und abgebildet werden. Dies kann auch therapeutische Implikationen nach sich ziehen. Eine klinische Verstärkung eines bereits vorbestehenden neurotischen Konflikts nach einem Ereignis soll hierbei nicht abgebildet werden, da diese keine zusätzlichen psychodynamisch-diagnostischen oder therapeutischen Implikationen beinhaltet.

2.3.4 Achse IV (Struktur)

Die Strukturachse der OPD-3 erfasst die Verfügbarkeit bzw. die individuelle Vulnerabilität psychischer Fähigkeiten der Person, unter innerer und äußerer Belastung ein seelisches Gleichgewicht aufrechterhalten oder wiederherstellen zu können. Das Ausmaß der strukturellen Integration (gut – mäßig – gering – desintegriert) bzw. das Strukturniveau wird in den 9 Dimensionen Selbst- und Objektwahrnehmung, Selbst- und Objektbezugsregulierung, Abwehr, Kommunikation nach innen und nach außen sowie Bindung an innere und an äußere Objekte erhoben. Zusätzlich wird zusammenfassend das Niveau der Struktur insgesamt eingeschätzt. Das Zeitfenster für die Beurteilung struktureller Fähigkeiten betrifft üblicherweise die letzten 5 Jahre vor der Befragung.

Die Achse IV bildet, wie bereits beschrieben, normalerweise nicht die aktuellen, krankheitsbedingt eingeschränkten Fähigkeiten ab, sondern überdauernd vorliegende Einbußen in der Wahrnehmung und Regulierung des Selbst und seiner Beziehung zu den Objekten (Zeitfenster: die letzten 5 Jahre). Bei einer z. B. lang anhaltenden

Traumatisierung in der Kindheit (Typ-II-Trauma) und einer sich daraus entwickelnden strukturellen Beeinträchtigung der psychischen Integration sind die traumabedingten Einbußen im Strukturbereich bereits im bestehenden Konzept der OPD-3 ausreichend gut abgebildet. Insbesondere auch, da aufgrund der langen zeitlichen Latenz zwischen Traumaereignis und diagnostischer Einschätzung eine Differenzierung zwischen der vor dem Ereignis bestehenden strukturellen Fertigkeit, der durch das Trauma ausgelösten „strukturellen Dellen“ und der im weiteren Lebensverlauf eingetretenen strukturellen Einflüsse nicht mehr valide möglich ist. Auch ist nicht zu objektivieren, ob die bei einem/einer Patient:in vorliegenden strukturellen Einschränkungen kausale Folgen der Traumatisierung in der Kindheit sind oder ob diese von dem/der Patient:in (und eventuell auch von dem/der Behandler:in) als bedeutungs- oder sinnstiftendes Erklärungsmodell für die vorliegende Problematik herangezogen werden und andere relevante, kumulative Faktoren dadurch vernachlässigt werden. Die Achse IV der OPD-3-Grundversion bietet zusätzlich die Möglichkeit, eine „Variabilität“ der Verfügbarkeit struktureller Fähigkeiten abzubilden. Damit ist es möglich, falls es innerhalb der letzten 5 Jahre beispielsweise durch eine Psychose oder eine schwere äußere Belastung zu einer relevanten und zeitlich andauernden Verschlechterung der Integration gekommen ist, diese auch zu beschreiben.

Ereignisspezifisch ergänzt wird im Trauma-Modul eine Möglichkeit, um die durch die posttraumatische Veränderung maßgeblich betroffene Hauptdimension struktureller Fähigkeiten abbilden zu können. So kann ein „Verlust“ vormals zur Verfügung stehender struktureller Fähigkeiten, z.B. hinsichtlich Affekttoleranz oder Impulssteuerung, der sich unter dem Druck des Ereignisses und der sich durch die Bewältigung einstellenden Herausforderungen an das Individuum ergeben hat, diagnostisch sichtbar gemacht werden. Dies ist einerseits wichtig, um Patient:innen in Bezug auf die Störungsfolgen besser abbilden zu können. Gleichzeitig jedoch auch, um einzuschätzen, welche strukturellen Fähigkeiten vergleichsweise besser verfügbar sind und welche möglicherweise zunächst in den therapeutischen Fokus genommen werden sollten, um weitergehende therapeutische Maßnahmen überhaupt erst möglich werden zu lassen. Darüber hinaus sind keine Erweiterungen der Strukturachse erforderlich.

2.3.5 Klinische Prototypen

Aus diesen Überlegungen ergeben sich im Sinne des oben dargestellten Moduls sowohl für die Trauma- als auch für die Belastungsverarbeitung jeweils vier klinische Prototypen, abhängig von Art und Schwere des Ereignisses, den vorhandenen Vulnerabilitäten und den Ressourcen der betroffenen Person.

Definition

Klinische Prototypen

Prototyp A
Eine Person erlebt ein (traumatisches oder belastendes) Ereignis. Bei fehlender Vulnerabilität im Sinne der OPD-3, stabilen Ressourcen und guter psychosozialer Unterstützung wird das Ereignis funktional verarbeitet und es entwickelt sich keine Folgestörung.

Prototyp B
Eine Person erlebt ein (traumatisches oder belastendes) Ereignis. Es bestehen keine relevanten Vulnerabilitäten im Sinne der OPD-3 und es sind Ressourcen und/oder eine angemessene Unterstützung vorhanden. Aufgrund der Schwere des Ereignisses sind die Ressourcen der betroffenen Person aber trotzdem überfordert. Es entwickelt sich daher entweder mittelbar eine traumaspezifische symptomatische Folgestörung oder eine andere psychische Folgeerkrankung; es können vorhandene strukturelle Fähigkeiten destabilisiert werden oder es entwickelt sich ein neurotischer Konflikt aus einer vorbestehenden Konfliktspannung. Die Störung kann im weiteren Verlauf aufgrund der vorhandenen positiven Ressourcen remittieren oder aber auch chronifizieren.

Prototyp C
Eine Person mit vorhandenen Vulnerabilitäten im Sinne der OPD-3 erlebt ein (traumatisches oder belastendes) Ereignis. Die Vulnerabilitäten sind aber nicht so schwerwiegend, werden nicht unmittelbar aktualisiert oder sind durch vorhandene Ressourcen kompensiert, sodass sich keine Folgestörung entwickelt.

Prototyp D
Eine Person erlebt ein (traumatisches oder belastendes) Ereignis. Es bestehen Vulnerabilitäten im Sinne der OPD-3 (z. B. strukturelle Defizite, Konfliktspannungen, neurotische Konflikte, dysfunktionale Beziehungsmuster) und/oder es fehlen Ressourcen bzw. eine angemessene Unterstützung. Durch das Trauma und die von der spezifischen Psychodynamik geprägte Verarbeitung werden die vorhandenen Vulnerabilitäten verstärkt, sodass es entweder zu einer Konfliktaktualisierung, zur weiteren Destabilisierung struktureller Fähigkeiten und/oder zur Ausbildung einer spezifischen oder unspezifischen psychischen Traumafolgestörung kommt. Die Störung birgt auf Grundlage der vorhandenen Vulnerabilitäten ein hohes Risiko der Chronifizierung.

Die Prototypen A und C führen, unabhängig davon, ob es sich um eine Traumatisierung nach den beschriebenen Kriterien oder um ein belastendes Ereignis handelt, zu keiner gravierenden psychischen Störung von Krankheitswert. Die Betroffenen bleiben aufgrund ihrer Verarbeitungskapazitäten oder weiterer Faktoren gesund oder sind in der Lage, ihre durch die Belastung kurzzeitig dysregulierte psychische Verfassung wieder in ein Gleichgewicht zu bringen. Bei den Prototypen B und D kommt es zum Auftreten von Störungen, je nach Ereignis im Sinne einer psychischen Folgestörung nach belastendem Ereignis oder einer spezifischen Traumafolgestörung. In Kap. 6.1 und Kap. 6.2 werden die dargestellten vier Prototypen anhand von klinischen Fallbeispielen für die Verarbeitung nach einem belastenden Lebensereignis oder nach einem Trauma ausgeführt.

Die (Trauma-)Folgestörungen werden dabei nach ICD oder DSM auf Symptomebene diagnostiziert (Achse I). Es wird eingeschätzt, ob es sich um eine PTBS, eine akute Belastungs- oder Anpassungsstörung, eine phobische oder Angststörung, eine Depression oder sonstige Trauma- oder Belastungsfolgestörung handelt. Neben der syndromal-deskriptiven Diagnose werden durch das Ereignis bedingte Veränderungen – wie oben dargestellt – auf den Achsen II bis IV festgehalten.

Zusammengefasst ermöglicht die Diagnostik somit einen Überblick, ob ein relevantes Ereignis mit psychischer Belastung stattgefunden hat und ob es sich dabei um ein Traumaereignis handelt. Sie stellt den individuellen Verarbeitungsprozess des/der Patient:in dar und macht eine Aussage über die aus Ereignis und Verarbeitung entstehenden Folgen im Sinne einer Folgestörung oder einer Gesundung (s. Abbildung 2-1).

3 Manualisierung des Moduls

Im folgenden Abschnitt werden die achsenspezifischen Ergänzungen für das OPD-3-Grundmanual definiert. Im Anhang des Manuals findet sich der zugehörige Ratingbogen, mit dessen Hilfe die Dokumentation erfolgen kann (S. 89).

Zu entscheiden ist, ob die aktuelle Symptomatik des/der Patient:in in ursächlichem oder zeitlichem Zusammenhang eines belastenden oder traumatischen Lebensereignisses aufgetreten ist. Nur wenn dies eindeutig mit Ja beantwortet werden kann, sollte im weiteren Verlauf das Zusatzmodul über alle Achsen hinweg eingesetzt werden.

3.1 Ereignisspezifische Items der Achse I

Bezüglich der Achse I ist die Einführung zusätzlicher Items sinnvoll, um individuelle und subjektive Faktoren eines belastenden Lebensereignisses abzubilden. Es soll hierbei charakterisiert werden können, ob und wodurch das eingetretene Ereignis als Trauma oder als andere psychosoziale Belastung abgebildet werden kann.

3.1.1 Indexereignis (T1C)

Vor Bearbeitung der Achse I muss zuvor definiert werden, auf welches Ereignis sich die Einschätzungen beziehen. Bei Patient:innen mit wiederholten Ereignissen soll die OPD-3-Einschätzung sich auf das Ereignis fokussieren, das die Patient:innen aktuell am stärksten belastet (Indexereignis). Dies kann ein aktuelles Ereignis, aber bei wiederholten Ereignissen auch ein früheres sein, das in seiner Schwere und Belastung reaktiviert wurde und nun im Vordergrund der Beschwerden steht. Dieses soll im Ratingbogen unter T1C (Nummerierung wird entsprechend der Erweiterung des allgemeinen OPD-3-Ratingbogens fortgeführt) notiert werden. Die sich anschließenden Items der Achse I beziehen sich somit auf das aufgeführte Indexereignis. Entsprechend der grundsätzlichen Definition der Achse I bezieht sich die Einschätzung auf die zurückliegenden 28 Tage, es sei denn, es wird bei einem Item anders definiert.

3.1.2 Schwere des Ereignisses (T2.4.1.1 bis T2.4.1.6)

In diesem Abschnitt soll die Schwere des Ereignisses eingeschätzt werden. Hierbei sollen im Regelfall von dem/der Untersucher:in in objektivierender Weise Fakten zum Ereignis abgebildet werden. Lediglich bei Item T2.4.1.2. wird das subjektive Erleben des/der Patient:in zur Schwere des Ereignisses abgebildet.

T2.4.1.1 Schwere des Ereignisses (objektive Untersuchereinschätzung)

Definition

Die Schwere des Ereignisses soll hierbei von dem/der Untersucher:in in objektivierender Weise eingeschätzt werden. Die Schwere des Ereignisses begründet sich durch mehrere Faktoren, die zusammen betrachtet werden sollen. Hierbei können z.B. die mögliche „Ankündigung“ des Auftretens (z.B. ein unvermitteltes Ereignis im Unterschied zu einem sich ankündigenden Ereignis), dessen „Geschwindigkeit“ (z.B. plötzlich und kurzzeitig oder langsam und sich kontinuierlich steigernd), dessen körperliche „Folgen“ (körperliche Unversehrtheit oder schwere körperliche Verletzung) und auch die „Auftretenswahrscheinlichkeit“ des Ereignisses (Verkehrsunfall, der ein permanentes Risiko im Alltag darstellt, oder eine äußerst seltene Entführung mit organisierter sexueller Gewalt) die objektive Bewertung der Schwere begründen. Beschreibt der/die Patient:in z.B. ein objektiv eher leichtes Ereignis dennoch als schwer, scheinen subjektive intrapsychische Faktoren bei der betroffenen Person deren subjektives Schweregraderleben zu beeinflussen. Nur durch diese Trennung in subjektive und objektive Beurteilung des Schweregrades können die emotionalen und kognitiven Einflussfaktoren bei Patient:innen deutlich werden.

Es ist zu betonen, dass die manualisierte Einteilung von Ereignissen anhand einer gestuften Schweregradeinschätzung naturgemäß einer gewissen „Willkürlichkeit“ entspricht und die Einschätzung nicht frei von den subjektiven Erfahrungen und Konzepten der Untersuchenden ist. Daher geht es hierbei nicht um eine absolute und immer zutreffende „Wahrheit“, sondern den Versuch, über die Gruppe der Untersucher:innen hinweg eine durchschnittliche Gemeinsamkeit (Interraterreliabilität) zu finden. Wie in der Achse I des OPD-Standardmanuals gilt es auch hier, sowohl die gesamte Breite der Schweregradmöglichkeiten zu bedenken sowie tatsächlich abzubilden, wie der/die Patient:in ein Ereignis beschreibt („Befund vor Nosologie!“).

Manualisierung: Entsprechend der Abstufung in Achse I soll die Schwere im Sinne einer *5-stufigen Skala* von 0 (= nicht/sehr leicht) bis 4 (sehr schwer/maximal) abgebildet werden.

Als *sehr leichtes* Ereignis werden solche definiert, bei denen der/die Patient:in (und/oder weitere Opfer) keinerlei körperliche Verletzung davongetragen hat, das Ereignis objektiv keine reale Gefahr einer schweren körperlichen Verletzung oder des potenziellen Todes barg, das Ereignis im realen Lebensalltag in einer durchschnittlich stabilen Gesellschaft eine hohe Auftretenswahrscheinlichkeit aufweist oder nur kurzzeitig aufgetreten ist. Dies wäre beispielsweise ein leichter Verkehrsunfall mit geringer Geschwindigkeit, bei dem keiner der Unfallbeteiligten wesentlich körperlich verletzt wurde.

Als *mittelgradig* wird ein Ereignis definiert, das unvermittelt auftrat, bei dem das Opfer mittelschwere körperliche Verletzungen erlebt hat (z. B. Knochenbruch, Schürfwunden, Quetschungen) oder zumindest subjektiv eine Todesbedrohung bestand oder das als Ereignis einmalig stattfand und/oder kurzzeitig bis zu mehreren Minuten (maximal 1 Stunde) andauerte. Dies kann z. B. ein erlebter (oder versuchter) Raubüberfall (mit oder ohne zusätzliche körperliche Verletzung) durch eine:n Täter:in sein, bei dem objektiv keine explizite Todesbedrohung bestand und der maximal mehrere Minuten andauerte.

Als *sehr schwer* werden Ereignisse definiert, die unvermittelt auftreten, bei denen das Opfer schwerste, lebensbedrohliche körperliche Verletzungen erlitten hat (z. B. Polytrauma, Intensivpflichtigkeit) oder/und eine ausgeprägte Todesbedrohung bestand und/oder das traumatische Geschehen zeitlich länger andauerte (z. B. Geiselhaft, Folter). Als sehr schweres Ereignis kann z. B. eine Vergewaltigung beschrieben werden, bei der zusätzlich massive körperliche Gewalt in Tötungsabsicht (z. B. Würgen, Strangulieren) angewendet oder subjektiv plausibel angedroht wurde oder/und die ritualisiert wiederholt wurde und über Tage andauerte.

T2.4.1.2 Schwere des Ereignisses (subjektive Patient:innensicht)

Definition

Die subjektive Beurteilung des/der Patient:in der Schwere des von ihm/ihr erlebten Ereignisses ist ein wesentlicher Faktor für den weiteren Verlauf. Daher soll anhand der Angaben der betroffenen Person über das Ereignis eine Einschätzung vorgenommen werden, wie schwer diese das Ereignis jetzt einschätzt.

Manualisierung: Entsprechend der Abstufung in Achse I soll die Schwere im Sinne einer *5-stufigen Skala* von 0 (= nicht/sehr leicht) bis 4 (sehr schwer/maximal) abgebildet werden. Im Interview kann der betroffenen Person zur Vereinfachung die zugehörige Skala vorgestellt werden, zu der diese ihre Einschätzung geben kann. Im Gegensatz zum Item der objektivierenden Einschätzung durch den/die Untersucher:in steht hierbei jedoch das subjektive Erleben des/der Patient:in im Vordergrund. So kann selbst bei eher geringer objektiver Schwere des Ereignisses (z. B. Verkehrsunfall ohne körperliche Verletzung des/der Patient:in oder anderer Unfallteilnehmer:innen) dieses von dem/der Patient:in subjektiv als schwer erlebt werden.

T2.4.1.3 Traumakriterien

Definition

Um die Schwere des Ereignisses weiter einzuschätzen und Traumaereignisse von anderen schweren Lebensereignissen abzugrenzen, braucht es eine etablierte und allgemein anerkannte Definition des Begriffs Trauma. Hierbei orientiert sich die OPD an den aktuellen Kriterien des DSM-5 (Falkai & Wittchen, 2018), um ein Ereignis als Trauma definieren zu können. Unterstützt werden kann die Traumadiagnostik durch störungsspezifische Fragebögen, z. B. den PDS-5 (Wittmann et al., 2021).

Sobald sich im weiteren Verlauf die ICD-11 für den deutschsprachigen Raum in der Anwendung etabliert hat (s. https://www.bfarm.de), wären dann diese Kriterien zu verwenden, die zwar etwas weniger ausdifferenziert als die Beschreibung im DSM-5 sind, sich jedoch nicht grundsätzlich unterscheiden.

Manualisierung: Das DSM-5 definiert ein Traumaereignis als notwendiges Kriterium A für das Vorliegen einer Posttraumatischen Belastungsstörung wie folgt:

Bedrohung mit Tod, ernsthafter Verletzung oder sexueller Gewalt in einer oder mehreren der folgenden Formen:

1. direktes Erleben eines der traumatischen Ereignisse
2. persönliches Miterleben eines dieser traumatischen Ereignisse bei anderen Personen
3. Mitteilung, dass eines der traumatischen Ereignisse einem engen Familienmitglied oder einem Freund bzw. einer Freundin widerfahren ist. Im Falle eines Todesfalles (drohenden Todes) muss dieser durch einen Unfall oder eine Gewalthandlung eingetreten sein.
4. wiederholte Konfrontation mit aversiven Details einer traumatischen Situation (z. B. Notfallhelfer:innen, die Leichenteile einsammeln müssen, Polizeibeamt:innen, die wiederholt mit Details kindlicher Missbrauchsgeschichten konfrontiert sind. Das A4-Kriterium trifft nicht auf die Exposition durch elektronische Medien, Fernsehen, Film oder Bilder zu, es sei denn die Exposition ist beruflich bedingt.)

Nur wenn für das Indexereignis mindestens *eines* dieser Kriterien zutrifft, wird in der OPD das Ereignis als ein Traumaereignis abgebildet.

T2.4.1.4 Art des Ereignisses

Definition

Eingeschätzt werden soll, was die Ursache für das Ereignis ist, da bei Traumata z.B. die Auftretenswahrscheinlichkeit von Traumafolgen abhängig von der Ursache ist. So finden sich die höchsten PTBS-Raten bei den sogenannten „Man-made"-Ereignissen, also bei durch Menschen verursachten Ereignissen, insbesondere wenn diese mit bewusst zugefügten Verletzungen (wie bei der Folter) einhergehen. Dagegen sind die Risiken für die Entwicklung der PTBS bei Naturkatastrophen geringer.

Manualisierung: Als *Gewalt* werden Ereignisse definiert, die von außen durch andere Personen dem/der Betroffenen zugefügt wurden („man-made"). Diese können sexueller oder allgemeiner Natur sein, auch hinsichtlich unterschiedlicher „Schwere" der Gewalt. Ohne hierdurch eine Wertung oder Verharmlosung von Gewalt vorzunehmen, wären hierbei Ereignisse von einer „leichten" Ohrfeige bis hin zu massiver Gewalterfahrung in Tötungsabsicht abzubilden. Gewalterfahrungen, die beispielsweise durch spontane Angriffe von Tieren erlebt wurden, sollten, da hierbei wahrscheinlich von anderen Effekten als bei „Man-made"-Gewalt auszugehen ist, unter Naturereignissen abgebildet werden.

Als *Naturereignis* werden solche Ereignisse definiert, die (im Regelfall) von Menschen unverschuldet eintreten, z.B. Erdbeben, Tsunami, Vulkanausbrüche, Erdrutsche, Tierangriffe usw. Auch Naturereignisse, die prinzipiell durch Menschen mit verursacht wurden, z.B. Dammbrüche aufgrund von Baufehlern oder Schneelawinen, werden hierzu gezählt.

Als *Unfall* werden Ereignisse gewertet, die ohne Vorsatz im Alltag eingetreten sind, z.B. im Verkehr, Sport, Haushalt usw. Absichtlich durch einen Menschen verursachte Verkehrsunfälle, z.B. im Rahmen eines Suizids im Straßenverkehr, oder eine Sabotage an Gasleitungen, bei der ein Haus absichtlich zum Einsturz gebracht wird, werden als „Man-made"-Desaster unter *Gewalt* abgebildet. Durch menschliches Versagen begründete Unfälle, also ohne Vorsatz, z.B. Bahn- oder Industrieunfälle, werden jedoch auch als Unfall definiert.

Als *Krankheit* werden Ereignisse definiert, die durch das Eintreten oder Vorhandensein einer körperlichen Erkrankung begründet sind, z.B. einer Krebserkrankung. Die Diagnosemitteilung einer schweren Erkrankung durch den Arzt oder die Ärztin fällt auch hierunter und wird nicht als „man-made" definiert.

Als *Sonstige* werden solche Ereignisse definiert, die den o.g. Kriterien nicht entsprechen. Diese können unterschiedlicher Art sein, beispielsweise auch von den Betroffenen als „traumatisch" beschriebene Ereignisse, die aber den Traumakriterien nicht entsprechen, z.B.: „Die Scheidung meiner Eltern und der ständige verbale Streit (ohne Erleben von Gewalt) war für mich traumatisch." Sollte im Rahmen der

Anwendung des Moduls deutlich werden, dass eine zusätzliche Subgruppe sinnvoll ist, würde diese in einer Revision des Moduls berücksichtigt.

T2.4.1.5 Beteiligung

Definition

Eingeschätzt werden soll die Beteiligung des/der Patient:in beim Ereignis: Hat er/sie dieses als betroffene Person direkt selbst erlebt, hat er/sie dieses als Zeuge oder Zeugin bei jemand anderem beobachtet oder wurde er/sie nach dem Ereignis mit dessen Folgen konfrontiert oder hat er/sie beides in einem Ereignis erlebt.

Manualisierung: Als *direkt* wird definiert, wenn eine betroffene Person unmittelbar in das Ereignis integriert gewesen ist, z. B. als Unfallverletzte:r oder Gewaltopfer.

Als *indirekt* wird definiert, wenn eine betroffene Person ein Ereignis bei jemand anderem gesehen oder beobachtet hat oder unmittelbar mit den Auswirkungen des Ereignisses konfrontiert wurde (z. B. als Ersthelfer:in nach einem Verkehrsunfall).

Als *beides* wird definiert, wenn Betroffene in einem singulären oder wiederholten Ereignis direkt Betroffene und auch indirekte Zeug:innen gewesen sind oder eventuell auch zusätzlich als Täter:in beteiligt waren, beispielsweise in Kriegen.

T2.4.1.5.1 Falls eine Person indirekt betroffen (oder beides) war: Beziehungsverhältnis zu direkten Ereignisbeteiligten

Definition

Eingeschätzt werden soll der Grad der emotionalen Beziehung zum Opfer des Ereignisses, welches der/die Patient:in beobachtet hat. Hierbei geht es weniger um die erlebte Qualität der Beziehung zum Opfer, z. B. kann zu engen Familienangehörigen kaum emotionale Verbundenheit bestehen, sondern um die objektive Beziehungsdimension. So werden Familienangehörige aufgrund des im Regelfall über Jahre bestehenden Zusammenlebens als sehr nah definiert, auch wenn die aktuelle Beziehung emotional abgekühlt erlebt wird.

Manualisierung: Als *sehr nah* werden Beziehungen definiert, in der Betroffene eine zeitlich intensive (z. B. Familie oder Herkunftsfamilie) oder/und emotional enge Bindung zum Opfer haben bzw. zum Zeitpunkt des Ereignisses hatten (z. B. enge Freund:innen). Die aktuelle Funktionalität oder Qualität der emotionalen Bindung zum Opfer wird hierbei aber nicht bewertet.

Als *nah* wird definiert, wenn zum Opfer eine regelmäßige, aber emotional weniger bedeutsame Beziehung besteht, z. B. Arbeitskolleg:innen, die man regelmäßig sieht und mit denen man sich unterhält, zu denen aber keine weitergehende persönliche oder emotionale Beziehung besteht.

Als *bekannt* werden Beziehungen definiert, bei der das Opfer grundsätzlich bekannt ist, aber außer einem oberflächlichen Kontakt so gut wie keine Beziehung besteht, z. B. „Herr X aus dem gleichen Fitnessstudio".

Als *unbekannt* wird definiert, wenn das Opfer zum Zeitpunkt des Ereignisses nicht bekannt war.

T2.4.1.6 Anzahl der Mitbetroffenen

Definition

Je nach Ausmaß der vom Ereignis ebenfalls Betroffenen erscheinen zusätzliche psychodynamische Mechanismen für die Verarbeitung bedeutsam (z. B. Identifikation als Gruppe im Sinne von „wir als Opfer") und institutionalisierte Hilfsangebote (Einrichtung von Noteinrichtungen, Hilfsangeboten bei Großschadensereignissen). Daher soll die Anzahl der ebenfalls betroffenen Opfer des Ereignisses eingeschätzt werden.

Manualisierung: Definiert wird als *alleine*, wenn das Opfer als einzige Person von dem Ereignis betroffen ist. Ein möglicher Täter oder eine Täterin bei einer Gewalttat wird nicht gezählt.

Als *zu zweit* wird definiert, wenn z. B. der/die Patient:in als Zeuge bzw. Zeugin ein Ereignis bei jemand anderem beobachtet hat oder es zwei direkt Betroffene gab.

Als *Kleingruppe* wird definiert, wenn bis zu ca. 10 Personen vom Ereignis betroffen waren, z. B. bei einem Verkehrsunfall mit mehreren Insass:innen.

Als *Großschadensereignis* wird definiert, wenn mehr als 10 Personen ebenfalls betroffen waren.

3.1.3 Zeitfaktoren des Ereignisses (T2.5.4 bis T2.5.8)

In diesem Abschnitt sollen die zeitlichen Faktoren des Ereignisses eingeschätzt werden, d. h. ob das Ereignis einmalig stattgefunden hat, wann es stattgefunden hat und wie lange es angedauert hat.

T2.5.4 Zeitlicher Typus des Ereignisses

Definition

Eingeschätzt werden soll, ob das Ereignis einmalig im Sinne eines „single-events" (Typ-I-Trauma) oder mehrfach und über einen Zeitraum wiederholt aufgetreten ist (Typ-II-Trauma).

Manualisierung: Als *einmalig* wird das Auftreten eines einzelnen Ereignisses in einem definierten Zeitraum definiert. Dies kann z. B. ein Verkehrsunfall sein, auch wenn die betroffene Person über längere Zeit im Auto eingeklemmt war, oder eine einmalig aufgetretene Gewalt in einer Kriegssituation, auch wenn diese als ein Ereignis über Stunden stattgefunden hat.

Wiederholt wird definiert als das Auftreten von mehreren und wiederholten Ereignissen über einen im Regelfall längeren Zeitraum, z. B. regelmäßiger Missbrauch in der Kindheit oder Entführung oder Folter.

Ein wesentlicher Unterschied zwischen *einmalig* und *wiederholt* sind bei Letzterem längere Phasen von relativer „Belastungspause" zwischen den sich wiederholenden Ereignissen, z. B. Zeiten der relativen Ruhe in einer Zelle zwischen wiederholten Folterungen oder mehrmonatiger Kriegseinsatz mit zwischenzeitlichen „Feuerpausen". Zumindest theoretisch sollte bei wiederholtem Auftreten des Ereignisses bei der betroffenen Person auch eine physiologische Veränderung bzw. „Erholung" des Stresssystems zwischen den Ereignissen kurzfristig möglich gewesen sein.

Ist für ein Ereignis, welches länger als mehrere Tage angedauert hat (s. nachfolgend T2.5.5), die o.g. Unterscheidung nicht eindeutig zu treffen, wäre „nicht beurteilbar" einzuschätzen.

T2.5.5 Dauer des Ereignisses (objektive Sicht)

Definition

Eingeschätzt werden soll die Dauer des im Fokus stehenden Ereignisses. Ob dieses nur kurzzeitig aufgetreten ist oder über einen längeren Zeitraum bestand, stellt für die Verarbeitung eine unterschiedliche Herausforderung dar. Hierbei soll aber ausschließlich, soweit dies z. B. bei ausgeprägten dissoziativen Phänomenen anhand der Angaben des/der Patient:in überhaupt möglich ist, eine objektivierende Sicht zur Dauer eingenommen werden. Das subjektive Erleben der betroffenen Person wird im nachfolgenden Item abgebildet.

Manualisierung: Um einer Pseudogenauigkeit vorzubeugen, werden die Zeitkategorien eher grob gefasst und beschreiben hierbei *Minuten, Stunden, Tage oder mehrere Wochen*. Ein nur kurzzeitig aufgetretenes Ereignis von nur wenigen Sekunden wird als < 1 Minute definiert. Alles Darüberliegende folgt einer groben Zeiteinteilung.

T2.5.6 Dauer des Ereignisses (subjektive Sicht)

Definition

Eingeschätzt werden soll die Dauer des im Fokus stehenden Ereignisses. Hierbei soll aber ausschließlich das zeitliche Erleben der/des Patient:in abgebildet werden.

Manualisierung: Auch hier werden die Zeitkategorien eher grob gefasst und beschreiben dabei *Minuten, Stunden, Tage oder mehrere Wochen*. Ein nur kurzzeitig aufgetretenes Ereignis von nur wenigen Sekunden wird als < 1 Minute definiert. Alles Darüberliegende wird entsprechend einer groben Zeiteinteilung eingeschätzt.

Hier wird ausschließlich das subjektive Erleben des/der Patient:in in der Ereignissituation abgebildet („Es hat sich angefühlt wie Stunden.“), auch wenn dieser oder diese nachträglich weiß, dass das Ereignis z. B. nur wenige Minuten gedauert hat.

T2.5.7 Zeit seit Ereignis

Definition

Eingeschätzt werden soll der Zeitraum seit dem Indexereignis. Somit wird die Zeit seit dem Ende des Ereignisses bis zum Diagnostikzeitpunkt abgebildet.

Manualisierung: Anhand vereinfachter Kategorien wird die Zeit seit dem Ereignisende beschrieben. Es wird unterteilt in Ereignisse, die noch unterhalb der 4-Wochen-Grenze zur Diagnosestellung einer PTBS liegen, Ereignisse, die zwischen 4 und 8 Wochen her sind, zwischen 8 Wochen und 3 Monaten, zwischen 3 und 6 Monaten, 6 und 12 Monaten und über 12 Monate.

T2.5.8 Anzahl früherer Ereignisse

Definition

Eingeschätzt werden soll, ob über das aktuelle Ereignis hinaus bereits zu früheren Zeitpunkten belastende Lebensereignisse/Traumata vorhanden waren. Eine Objektivierung der berichteten Ereignisse findet nicht statt, sondern die von der betroffenen Person beschriebenen Ereignisse werden anhand ihrer Aussagen eingeschätzt. Es geht eher um das subjektive Erleben der Person („Ich als wiederholtes Opfer") und weniger um eine vermeintliche Realität.

Manualisierung: Entsprechend der vorgegebenen Kategorien wird die *Anzahl an berichteten Vorbelastungen* eingeschätzt. 0 bedeutet hierbei, dass vor dem aktuellen Ereignis bislang kein weiteres Ereignis stattgefunden hat, 1, dass ein weiteres Ereignis aus der Vorgeschichte berichtet wurde, und so weiter.

3.1.4 Einschätzung ereignisrelevanter Krankheits-, Veränderungs- und Behandlungskonzepte (T2.6.5, T2.7.5)

T2.6.5 Ereignisbezogenes Krankheitskonzept des/der Patient:in

Definition

Eingeschätzt wird das subjektive Konzept des/der Patient:in zu den Ursachen seiner/ihrer Erkrankung/Beschwerden. Als Ergänzung zu den regulären Items der Achse I soll hier zusätzlich ergänzt werden, ob und in welchem Ausmaß die betroffene Person das Ereignis als ursächlich für ihre Beschwerden annimmt.

Manualisierung: *Nicht/kaum* wird eingeschätzt, wenn der/die Patient:in zwar von belastenden Ereignissen berichtet, diese aber nicht oder nur minimal ursächlich für seine/ihre Beschwerden bewertet. Diesbezüglich sollte dann – wenn einschätzbar – in einer der anderen drei Dimensionen im Basismodul der Achse I ein eindeutiges Krankheitskonzept angegeben werden.

Mittel wird eingeschätzt, wenn der/die Patient:in Zusammenhänge zu Ereignissen herstellt, welche seine/ihre Beschwerden begründen, jedoch diese als nicht ausschließlich bewertet und auch noch andere Faktoren vermutet.

Als *sehr stark* wird eingeschätzt, wenn der/die Patient:in für seine/ihre Beschwerden ausschließlich ein Ereignis als ursächlich ansieht. Unwichtig für diese Einschätzung ist, ob der/die Untersucher:in diese Einschätzung teilt.

T2.7.5 Ereignisbezogenes Veränderungs- und Behandlungskonzept des/der Patient:in

Definition

Hier wird als Ergänzung zum Basismodul eingeschätzt, ob der/die Patient:in zusätzlich zu den anderen Items eine ereignisspezifische Behandlung als notwendig für die Besserung der Beschwerden ansieht. Ereignisspezifisch bedeutet hier neben dem subjektiven Verständnis der Patient:innen („Ich benötige eine Traumatherapie!") ein explizites Zuwenden zu den Ereignissen und deren Bearbeitung bzw. die explizite Bearbeitung ihrer Folgewirkungen, wie z. B. Traumata-zugehöriger Intrusionen. Die Betroffenen sind somit davon in unterschiedlicher Ausprägung überzeugt, dass ohne Bearbeitung des Ereignisses keine Symptombesserung eintreten wird.

Manualisierung: Als *nicht/kaum* wird eingeschätzt, wenn der/die Patient:in eine ereignisspezifische Behandlung (unabhängig von oder mitunter sogar im Gegensatz zu einer fachlich naheliegenden Empfehlung) als nicht sinnvoll ansieht, z. B. wenn er/sie ausschließlich eine medikamentöse Behandlung wünscht.

Als *mittel* wird bewertet, wenn der/die Patient:in z. B. eine Traumatherapie als für sich bedeutsam, aber nicht im Vordergrund stehend ansieht und andere Behandlungskonzepte auch als sinnvoll erachtet werden.

Als *sehr stark* wird eingeschätzt, wenn der/die Patient:in für die Behandlung seiner/ihrer Beschwerden ausschließlich eine ereignisspezifische Behandlung als wichtig einschätzt. So kann z. B. ein:e Patient:in mit geringer struktureller Integration aufgrund schwieriger Lebensumstände in der Kindheit und daraus resultierenden vielfältigen Problemen und Beschwerden im Alltag die Ursache seiner/ihrer Erkrankung ausschließlich an einem bestimmten Ereignis in der Kindheit festmachen (Krankheitskonzept T2.6.5) und sieht daher ausschließlich eine Traumatherapie als hilfreich an. Eine reguläre Psychotherapie mit Fokus auf Verbesserung der persönlichkeitsstrukturellen Fähigkeiten oder Identitätsintegration usw. ist für ihn/sie zum Untersuchungszeitraum nicht das Ziel.

3.1.5 Einschätzung der spezifischen Veränderungsressourcen und -hemmnisse des/der Patient:in (T2.8.1.3.1 bis T2.8.2.2.1)

T2.8.1.3.1 Ereignisbezogene psychosoziale Unterstützung

Definition

Hier sollen die potenziellen Ressourcen der Patient:innen eingeschätzt werden, die über die im Basismodul/Psychotherapiemodul bereits genannten psychosozialen Unterstützungsressourcen hinaus den Patient:innen spezifisch zur Überwindung der Ereignisfolgen helfen und von ihnen angewendet werden. Dies können z. B. die Unterstützung von Behörden, Institutionen (z. B. Weißer Ring, Frauenhäuser) oder die Opferschutzbeauftragten der Polizei sein, die bei der Umsetzung von sozialrechtlicher Unterstützung oder Initiierung von professionellen Hilfsangeboten (z. B. Traumaambulanz, Opferentschädigungsgesetz) behilflich sein können.

Wichtig bei diesem Item ist die objektive Einschätzung durch den/die Untersucher:in, ob die bei den Patient:innen vorhandene (psycho-)soziale Unterstützung auch als Ressource zu werten ist, die den Patient:innen hilft, ihre Krankheit zu überwinden. Die Unterstützung könnte nämlich auch dazu dienen, unangenehme Aspekte des Ereignisses über Gebühr zu vermeiden, und dadurch zur Chronifizierung beitragen, sodass sie nicht als Ressource gewertet werden darf. So kann z. B. bei einem Patienten nach einem Raubüberfall die fürsorgliche Unterstützung durch das soziale Umfeld, in deren Rahmen er beispielsweise von seinen Angehörigen in Alltagssituationen begleitet wird, als eine Ressource eingeschätzt werden, wenn diese dem Patienten hilft, sich auch mit unangenehmen Inhalten des Ereignisses bewältigend auseinanderzusetzen. Sie wird aber eher das Gegenteil bewirken, wenn der Patient durch die Unterstützung eine Auseinandersetzung mit dem Ereignis in veränderungshinderlicher Weise vermeidet. Dann wäre diese Unterstützung nicht als Ressource, sondern eher bei den Veränderungshemmnissen (Item T2.8.2.2.1) abzubilden.

Manualisierung: Als *nicht/kaum* wird eingeschätzt, wenn Patient:innen entweder keinerlei Unterstützung haben oder die vorhandenen Möglichkeiten nicht nutzen.

Als *mittel* wird eingeschätzt, wenn Patient:innen ein gewisses Ausmaß an Unterstützung zur Verfügung haben und ihre Möglichkeiten nicht in vollem Maße nutzen oder die von ihnen genutzten Mittel nur in Maßen zur Überwindung ihrer Erkrankung helfen.

Als *sehr stark* wird eingeschätzt, wenn Patient:innen die ihnen zur Verfügung stehenden Mittel gut nutzen und diese zur Bewältigung bis hin zur Überwindung ihrer Erkrankung dienen.

T2.8.2.1.1 Fortbestehender Kontakt zu mit dem Ereignis in Verbindung stehenden Situationen/Personen

Definition

Hierbei soll abgebildet werden, ob bei Ereignissen, die durch andere Menschen verursacht wurden („man-made"), der/die Patient:in weiterhin Kontakt zum Täter oder der Täterin bzw. zu den Täter:innen hat. Sollte dies der Fall sein, wäre eine Traumakonfrontation im Rahmen der Behandlung sehr erschwert oder möglicherweise sogar kontraindiziert.

Manualisierung: Als *Ja* wird beurteilt, wenn der/die Patient:in weiterhin regelmäßigen Kontakt zu dem/der Täter:in hat. Dies kann im weitesten Sinne willentlich (z. B. weiterhin bestehende Partnerschaft mit Täter:in oder Kontakt wegen des Austausches über die gemeinsamen Kinder) oder nicht gewollt sein (z. B. Täter:in wohnt in Nachbarschaft/gleicher Stadt und ihm/ihr wird regelmäßig zufällig begegnet). Eine Begegnung, die z. B. nur im Rahmen von Gerichtsverfahren stattfindet, wird nicht gewertet, sofern darüber hinaus keinerlei weitere Beziehung besteht.

Als *Nein* wird definiert, wenn der/die Patient:in keinen regelmäßigen Kontakt zu dem/der Täter:in hat, auch wenn dieser zufällig (oder institutionalisiert), selten und kurzfristig stattfinden kann.

Bei Ereignissen ohne Täterkontakt oder unfallartigen Ereignissen sowie Naturkatastrophen wird dieses Item als nicht beurteilbar eingeschätzt.

T2.8.2.2.1 Vermeidungsverhalten in Bezug auf mit dem Ereignis in Verbindung stehende Situationen/Personen

Definition

Ein wesentlicher Faktor für die Chronifizierung und erschwerte Behandlung von Traumata ist ein nach dem Ereignis aufgetretenes Vermeidungsverhalten gegenüber Personen oder Situationen, die in Zusammenhang zum Trauma/Ereignis stehen. Dies kann bei länger zurückliegenden Ereignissen derart ausgeprägt und generalisiert vorhanden sein, dass auf den ersten Blick der inhaltliche Zusammenhang zum Ereignis nicht erkennbar ist. Daher ist es bedeutsam, das mit dem Ereignis in Zusammenhang stehende Vermeidungsverhalten abzubilden.

Manualisierung: Als *nicht/kaum* wird definiert, wenn der/die Patient:in in Bezug auf das Ereignis kein oder nur sehr geringes und im Alltag nicht einschränkendes Vermeidungsverhalten zeigt.

Als *mittel* wird definiert, wenn das Vermeidungsverhalten vorhanden ist, den Alltag des/der Patient:in aber nicht dominiert und sich auch ausschließlich auf konkrete Situationen des Ereignisses bezieht, z.B. Inkaufnehmen eines nicht allzu großen Umweges, um den Ort der Unfallstelle zu vermeiden.

Als 4 *sehr stark* wird eingeschätzt, wenn das Vermeidungsverhalten des/der Patient:in sehr ausgeprägt ist, den Alltag sehr einschränkt, sodass dadurch ein deutlicher Leidensdruck begründet ist, und es eventuell bereits auch andere Lebensbereiche betrifft, die in keinem unmittelbaren Zusammenhang zum Ereignis stehen. Dies kann z.B. bei einem Patienten nach einem Überfall im Rahmen seiner Tätigkeit als Verkäufer einer Tankstelle der Fall sein: Er verlässt sein eigenes Haus nur noch in Begleitung, kann die Arbeitsstelle nicht mehr aufsuchen, sodass er dadurch seine Arbeit verloren hat. Er kann nicht mehr an anderen Tankstellen tanken fahren und nicht mehr Motorrad fahren, da der Täter beim Überfall einen Motorradhelm trug.

3.1.6 Einschätzung des subjektiven Ereigniserlebens des/der Patient:in (T2.10 bis T2.11)

T2.10.1 bis 2.10.9 Erleben von Emotionen während des Ereignisses

Definition

Während des Ereignisses können Betroffene unterschiedliche Gefühle erleben. Diese können durch das Ereignis selbst, aber auch durch vorbestehende Persönlichkeitsfaktoren der Betroffenen begründet sein. Da das emotionale Erleben auch ein Faktor für die Entstehung von Folgestörungen sein kann, ist eine Abbildung der Gefühle während des Ereignisses notwendig.
Hat ein Patient für den Zeitpunkt des Ereignisses eine Erinnerungslücke (hirnorganisch oder dissoziativ bedingte Amnesie), sollten die Items T2.10.1 bis T2.10.9 als „nicht beurteilbar" eingeschätzt werden.

Manualisierung: Mithilfe einer Skala mit 5 Merkmalsabstufungen sollen die Patient:innen das Vorhandensein und die Ausprägung von definierten Gefühlen während des Traumas einschätzen. Da Patient:innen diese u.U. nicht spontan im Interview berichten, sollten im Sinne eines strukturierten Vorgehens die definierten Gefühle mit den Betroffenen geklärt und anhand ihrer Angaben eingeschätzt werden.

Nicht/kaum wird definiert als ein Fehlen oder eine nur minimal vorhandene Emotion. *Mittel* wird als eine Emotion in mittlerer Ausprägung verstanden. Diese ist für den/die Patient:in in der Situation deutlich spürbar gewesen, hat die Situation aber nicht dominiert oder ihn/sie überwältigt. Als *sehr stark* werden Emotionen eingeschätzt, die während des Ereignisses sehr stark vorhanden gewesen sind, die Zeit während des Ereignisses somit dominiert oder den/die Patient:in überwältigt haben.

T2.11.1 bis T2.11.9 Aktuelles Erleben von Emotionen in Bezug auf das Ereignis

Definition

Im Verlauf der Zeit nach einem Ereignis und insbesondere im Rahmen von Therapien können sich ursprünglich vorhandene Emotionen, die während des Ereignisses erlebt wurden, in ihrer Ausprägung verändern. So kann z.B. eine als ausgeprägt erlebte Hilflosigkeit im Rahmen einer Behandlung als Emotion erfolgreich in den Hintergrund treten.
Auch bei einer für den Zeitpunkt des Ereignisses bestehenden Erinnerungslücke können die jetzigen Emotionen eingeschätzt werden.

Manualisierung: Mithilfe einer Skala mit 5 Merkmalsabstufungen sollen die Patient:innen das Vorhandensein und die Ausprägung von definierten Gefühlen aktuell in Bezug auf das Ereignis einschätzen. Da Patient:innen diese u. U. nicht spontan im Interview berichten, sollten im Sinne eines strukturierten Vorgehens die definierten Gefühle mit den Betroffenen geklärt und anhand ihrer Angaben eingeschätzt werden.

Nicht/kaum wird definiert als ein Fehlen oder nur minimal vorhandene Emotion. *Mittel* wird als eine Emotion in mittlerer Ausprägung verstanden. Diese ist für den/die Patient:in hinsichtlich der Situation auch jetzt deutlich spürbar, aber nicht dominierend oder ihn/sie überwältigend. Als *sehr stark* werden Emotionen eingeschätzt, die in Bezug auf das Ereignis oder die Ereignisse sehr stark vorhanden sind, das zugehörige Erleben dominieren oder den/die Patient:in überwältigen.

3.2 Ereignisspezifische Items der Achse II

Als Ergänzung zur klassischen Einschätzung repetitiv-dysfunktionaler und vom Ereignis unabhängiger Beziehungsmuster soll hier abgebildet werden, ob sich das Beziehungsverhalten des/der Patient:in seit dem Ereignis verändert hat. So kann z. B. ein Opfer menschlicher Gewalt seit dem Ereignis den Kontakt zu anderen Menschen zunehmend meiden (Verhalten der betroffenen Person im Kontakt zu anderen entsprechend 32 [„wenig Kontakt zulassen“]) und diese als bedrohlich und potenziell aggressiv erleben (Erleben der anderen durch die betroffene Person als 14 [„bedro hen, angreifen, schädigen“]).

Eingeschätzt werden soll die Erlebensperspektive des/der Patient:in, d.h. ob sich seit dem Ereignis sein/ihr übliches Beziehungsverhalten verändert hat. Hierbei soll ausschließlich auf die *subjektive Erlebensperspektive* der Patient:innen Bezug genommen werden, also nur deren Perspektive eingeschätzt werden. In einem Rating sollen nur Beziehungsmuster eingeschätzt werden, die eindeutig erst seit dem Ereignis eingetreten sind und in der Einschätzung der Achse II für die Zeit vor dem Ereignis nicht aufgeführt sind. Damit können auch Erlebens- und Verhaltenstendenzen gemeint sein, die vorher bereits prinzipiell angelegt, allerdings nicht in dysfunktionaler Weise ausgeprägt waren.

Auf die Perspektive, wie andere den/die Patient:in erleben, sollte im Regelfall aufgrund der oft unzureichenden Informationen verzichtet werden. Nur bei eindeutigen Informationen durch die Patient:innen kann die Perspektive eingeschätzt werden. So könnte z. B. eine Patientin Beziehungsepisoden berichten, in denen Angehörige ihr zurückmelden, dass sie sich sehr aggressiv oder den Kontakt vermeidend verhält, was die Angehörigen von ihr von vor dem Ereignis nicht kennen.

Auf das Abbilden eines Unterschieds bezüglich der ereignisspezifischen Untersucher:innenperspektive wird komplett verzichtet, da im Regelfall ein Vergleich des/der Untersucher:in mit dem früheren Beziehungsmuster des/der Patient:in nicht möglich ist. Insgesamt sollte an dieser Stelle beim Beschreiben von Gegenübertragungsimpulsen immer mitbedacht werden, dass es sich um eine Mischung aus allgemeinen Beziehungsmustern und traumabezogenen Anteilen handeln kann.

Die Auswahl der Beziehungsitems wird entsprechend der Manualisierung der OPD-3 für die Achse II für die verschiedenen Perspektiven vorgenommen (Itemliste, Zirkumplexmodell). Auf eine beziehungsdynamische Formulierung der Beziehungsmuster seit dem Ereignis wird verzichtet – entsprechende Informationen können jedoch in die klinische Fallformulierung oder den Psychotherapieantrag einfließen.

Bei Ereignissen, die längere Zeit zurückliegen, wird die Einschätzung, ob sich ein Beziehungsmuster eindeutig erst seit dem Ereignis verändert hat, zunehmend spekulativ. Daher wird empfohlen, die ereignisspezifischen Items der Achse II nur bei einem eindeutigen klinischen Zusammenhang zum Ereignis abzubilden und nur dann, wenn dieses nicht länger als 5 Jahre zurückliegt.

3.3 Ereignisspezifische Items der Achse III

Die Einschätzung neurotischer Motivlagen wird entsprechend der OPD-3-Manualisierung der Achse III vorgenommen. Zusätzlich kann entschieden werden, ob ein aktuell bestehender neurotischer Konflikt anamnestisch durch ein spezifisches Ereignis ausgelöst wurde und erst seit dieser Zeit besteht (vormaliges Konzept des Aktualkonflikts in der OPD-2). So kann beispielsweise eine lebenslang latent bestehende Konfliktspannung (KS) durch die spezifische „Passung" der Ereignisdynamik zu einem seit diesem Zeitpunkt manifesten neurotischen Konflikt (NK) mit all seinen Facetten geführt haben. Wie auch in Achse II sollte aber eine hohe Eindeutigkeit des klinischen Materials vorliegen, um die Kausalität eines Ereignisses diesbezüglich abzubilden. Auch sollte eine Einschätzung nur dann formal vorgenommen werden, wenn das Ereignis nicht länger als 5 Jahre zurückliegt, um nicht mögliche kognitive und mnestische Verzerrungen abzubilden. Somit sollte durch das klinische Material objektivierbar dargelegt werden können, dass ein spezifisches neurotisches Konfliktmuster vor einem Ereignis nicht vorgelegen hat (höchstens als latente Konfliktspannung), um es als ereignisbedingt einzuschätzen.

Beispiel

Beispielsweise zeigt eine Patientin nach einem Überfallereignis das klinische Muster eines neurotischen Selbstwertkonfliktes im passiven Modus, welches vor dem Ereignis jedoch nur subklinisch im Sinne einer zugehörigen Konfliktspannung im Selbstwert nachweisbar war. Somit wäre die Relevanz des Ereignisses für die „Auslösung" des neurotischen Konfliktes aus der vorbestehenden Konfliktspannung diagnostisch abbildbar. Dies wäre umso bedeutsamer, falls unabhängig davon möglicherweise ein weiterer neurotischer Konflikt bereits vorher bestand.

3.4 Ereignisspezifische Items der Achse IV

Hier kann zusätzlich zur bestehenden Achse IV abgebildet werden, inwieweit ein schwer belastendes Ereignis eine Veränderung auf der Ebene der strukturellen Integration, also der Verfügbarkeit eines funktionsfähigen psychischen Binnenraumes, bedingt hat. Entsprechend der Definition für Achse IV bezüglich des Einschätzungszeitraumes von 5 Jahren soll hier nur eine Einschätzung vorgenommen werden, wenn das Ereignis nicht länger als 5 Jahre zurückliegt. Insbesondere bei länger zurückliegenden oder frühkindlichen Ereignissen sollte die Einschätzung der strukturellen Integration nur anhand der bestehenden Achse IV durchgeführt werden, da eine Ausschließlichkeit der strukturellen Vulnerabilität durch das Ereignis nicht mehr sicher begründbar ist. Ausnahmen sind nur bei sehr hoher Eindeutigkeit möglich.

Eine Veränderung der strukturellen Integration kann durch die vorliegende Achse IV bereits abgebildet werden. Das Grundmodul bietet die Möglichkeit, eine innerhalb der letzten 5 Jahre eingetretene Veränderung der Verfügbarkeit struktureller Fähigkeiten zu dokumentieren (Item „Variabilität des Strukturniveaus"). Darüber hinaus können die „Richtung" der Veränderung in Bezug auf das aktuelle Strukturniveau, das Ausmaß der Variabilität, die Dauer der Auslenkung sowie die Ursache der Auslenkung und ggf. sogar spezifische Auswirkungen auf einzelne Lebensbereiche eingeschätzt werden.

Da davon auszugehen ist, dass durch ein spezifisches Lebensereignis wahrscheinlich nicht die Struktur in ihrer Gesamtheit, sondern eher nur in Teilbereichen verändert ist (z.B. eine erhöhte Impulsivität seit einem Traumaereignis), wird ein zusätzliches Trauma-Item eingeführt. Bei diesem ist die betroffene „übergeordnete Dimension" der Struktur (Wahrnehmung, Steuerung, Abwehr, Kommunikation, Bindung) oder – falls die Gesamtstruktur betroffen ist – die Hauptdimension (Gesamt) anzugeben.

Beispiel

Beispielhaft kann bei einem Patienten seit einem belastenden Ereignis vor 6 Monaten eine erhöhte Impulsivität im Sinne einer geringen Integration (Steuerung des Objektbezuges = 3) vorliegen, die bis zum Zeitpunkt des Ereignisses immer zeitlich überdauernd „stabil" mäßig integriert war (= 2). Daher wäre eine Variabilität anzugeben, welche um 1 Stufe schlechter als das Ausgangsniveau ist, seit 6 Monaten besteht, durch ein Traumaereignis begründet ist und die „Dimension" der Steuerung betrifft, ohne dass das Gesamtniveau beeinträchtigt ist.

Symptome einer Ereignisfolgestörung, z.B. Intrusionen bei einer PTBS mit möglicherweise heftigem Affekterleben, sollen nicht zur Einschätzung der Integrationsstufe herangezogen werden, da diese eher psychopathologische Symptome sind, im Regelfall nur episodisch auftreten und somit keine grundsätzliche Einbuße der strukturellen Integration darstellen. Falls die Symptome chronifiziert sind, sodass auf die grundlegenden Fähigkeiten auch außerhalb der Aktivierung durch traumaspezifische Reize nicht mehr ausreichend zurückgegriffen werden kann, ist dagegen ein Abbilden der erhöhten strukturellen Vulnerabilität sinnvoll.

4 Spezifische Interviewtechniken des Moduls

4.1 Voraussetzungen und allgemeine Grundprinzipien

Offene und strukturierte Passagen: Bei dem etablierten OPD-Interview handelt es sich um eine Synthese aus einem eher offen gehaltenen psychodynamischen Interview und deutlich stärker strukturierten Interviewtechniken. Die Fülle der zu explorierenden Aspekte im Rahmen des multiaxialen und multimodalen Anspruchs der OPD macht eine solche Synthese aus offenen Ansätzen, die auch der Entfaltung einer Beziehungsdynamik im Kontext von Übertragung und Gegenübertragung Raum geben, sowie strukturierten Ansätzen, die die gezielte Exploration ermöglichen, erforderlich. Da wir in der OPD nur das diagnostisch ausreichend sicher erfassen können, was auch tatsächlich am explorierten Material belegbar ist, kann die diagnostische Einschätzung nur so gut und valide sein wie das Material, das wir erhoben haben.

Dieses ständige Oszillieren zwischen strukturierten Passagen der Exploration und freien Passagen, in denen der/die Patient:in Raum zur Darstellung erhält und in denen sich Beziehungsdynamik szenisch entfalten kann, bedarf einer spezifischen Haltung.

Grundvoraussetzungen: Als Grundvoraussetzung lässt sich in Anlehnung an das OPD-Manual Empathiefähigkeit und eine gleichschwebende Rollenübernahmebereitschaft in der Interviewbeziehung formulieren. Die Inhalte der Achsen I bis IV müssen verinnerlicht sein, sodass im Verlauf eines Interviews in einem fortlaufenden inneren Prozess eine Beurteilung erfolgen kann, für welche Aspekte der OPD bereits ausreichend Material zur Verfügung steht und an welchen Stellen gezielter und eventuell auch strukturierter nachexploriert werden muss.

Nach erfolgreicher Absolvierung der OPD-Grund- und Aufbaukurse sollten diese theoretischen Grundvoraussetzungen sichergestellt sein. Die eigentliche Interviewtechnik erfordert jedoch konsequentes Üben und das selbstkritische Hinterfragen der eigenen Technik, wenn das erlangte Material nicht den Anforderungen der Diagnostik standhält. Idealerweise werden zum Üben der Interviewtechnik mit Einverständnis der Patient:innen Bild- und Tonaufnahmen eingesetzt und diese in Intervisions- oder Supervisionsgruppen gemeinsam mit anderen OPD-Anwender:innen analysiert. Seminare mit Rollenspielen und anderen innovativen Lehrmethoden sind ebenfalls hilfreich (Ehrenthal & Seiffge-Krenke, 2020).

Aufbau des Interviews: In Bezug auf die Durchführung eines OPD-Interviews bei Traumafolgestörungen sollen die grundlegenden Aussagen zur Interviewtechnik unangetastet bleiben. Im Aufbau des Interviews hat sich jedoch ein phasenweiser Ablauf als hilfreich herausgestellt. Inwieweit Modifizierungen nötig erscheinen oder auf besondere Aspekte gezielt zu achten ist, werden wir im Folgenden anhand der Phasen des Interviews darlegen.

Die hauptsächliche Modifikation des OPD-Standardinterviews besteht neben der Aktivität und dem parallelen Monitoring des Zustandes der Patientin bzw. des Patienten während des Gespräches in der systematischen Einnahme einer „Vorher-nachher-Perspektive" in Bezug auf das belastende Lebensereignis. Zum einen können sich auf der Ebene der Beziehungsgestaltung im Rahmen von Traumafolgestörungen gravierende Veränderungen einstellen, Dysfunktionalitäten sich verstärken oder eventuell sogar erstmalig auftreten. Zum anderen kann die Symptomatik von Traumafolgestörungen den Charakter Ich-struktureller Defizite annehmen, sodass eine Beurteilung der strukturellen Integrität vor Eintreten des traumatischen Ereignisses erforderlich ist. Vorbestehende Konflikte können eine erhöhte Vulnerabilität bedingen oder/und infolge von traumatisierenden Ereignissen eine Aktualisierung erfahren, was perspektivisch ebenfalls zu berücksichtigen ist.

Daher sollte der/die Untersucher:in sich stets der Frage stellen, wie es den Betreffenden vor dem belastenden Ereignis gegangen ist, und dies konkret im Interview explorieren, um nicht Gefahr zu laufen, eine nur primär ereignisbezogene Symptomatik abzubilden. Diese Modifikation der Interviewtechnik legt nahe, dass für das Interview tendenziell mehr Zeit veranschlagt werden sollte. Neben einer ausreichenden Erfahrung mit dem OPD-Interview setzt dies in der Regel auch Erfahrung in der Arbeit und im Umgang mit Traumapatient:innen voraus. Insbesondere Anfänger:innen sollten für diese Phase tendenziell mehr Zeit einplanen, ggf. eine eigene Untersuchungssitzung hierfür verwenden.

4.2 Die Eröffnungsphase

In der Eröffnungsphase werden nach der Begrüßung und Vorstellung Anliegen, Zielsetzung und Rahmenbedingungen des Gesprächs geklärt. Üblicherweise erhält der/die Patient:in danach die Möglichkeit, frei und offen seine/ihre Beschwerden, Symptome und Leiden zu schildern. Der/die Interviewer:in sollte hier punktuell intervenieren und konkreter nachfragen, wenn es für das Verständnis notwendig erscheint. Die Inhalte dieser Schilderungen sollen den/die Interviewer:in in die Lage versetzen, eine verlässliche Einschätzung des phänomenologischen Krankheitsbildes nach ICD oder DSM vorzunehmen. Des Weiteren ergeben sich automatisch zahlreiche Aspekte der Achse I, die mitunter nach Bedarf noch etwas konkreter nachexploriert werden müssen.

In Bezug auf Traumafolgestörungen werden sich hier bereits die ersten Hinweise für das Vorliegen einer entsprechenden Symptomatik ergeben. Die Exploration einer

Traumafolgestörung erfordert eine besondere Sensibilität und sollte auf der einen Seite so konkret wie möglich, auf der anderen Seite so wenig invasiv und suggestiv wie möglich sein.

Exploration des Ereignisses: Schildert der/die Patient:in eine spezifische Traumafolgesymptomatik und deutet an oder weist sogar explizit darauf hin, dass diese Symptome als Folge eines bestimmten Ereignisses aufgetreten seien, so ist es unabdingbar zu eruieren, inwieweit dieses Ereignis die Kriterien eines traumatischen Ereignisses erfüllt. Der/die Untersucher:in sollte möglicherweise sogar selber nicht von einem Trauma sprechen. Es reicht, hier zunächst von belastenden Erfahrungen zu sprechen, die bis heute nachwirken. Es sollte, sofern die regulatorischen Fähigkeiten ausreichend vorhanden sind, dem/der Patient:in freigestellt werden, ob er/sie über das Erlebte detailliert spricht oder zunächst nur grob darstellt, worum es sich handelt. Eine „Überschrift", die man dem Ereignis gibt, kann reichen, um einzuschätzen, ob es sich z.B. um ein Gewaltverbrechen, ein Unfallereignis o.Ä. handelte. Der/die Untersucher:in sollte signalisieren, dass dies zunächst reicht, um ein erstes Verständnis darüber zu erlangen, was vorgefallen ist. Bei ausgeprägter struktureller Vulnerabilität sowie hoher Dissoziationsneigung oder Belastung muss während des Gespräches ggf. seitens des/der Interviewer:in eine aktive (Mit-)Steuerung z.B. hinsichtlich der Affektivität geleistet werden („Hilfs-Ich-Angebote"), um eine Überforderung im oder auch nach dem diagnostischen Gespräch zu verhindern.

Sollte es zu einem angemessenen Rapport zu Beginn des Interviews kommen, kann bereits hier auch nach dem subjektiven Erleben zum Zeitpunkt des Ereignisses mit dem Schwerpunkt auf Aspekten wie Ohnmacht/Hilflosigkeit, Angst und Bedrohungserleben fokussiert werden (s. Items T2.10.1 bis T2.10.9). Auch die jetzige Einschätzung in Hinblick auf die aktuellen Verarbeitungsmodalitäten mit den Aspekten Scham, Schuld, anhaltendes Angst- oder Bedrohungserleben lassen sich hier bereits zumindest in Ansätzen erfassen (s. Items T2.11.1 bis T2.11.9).

Exploration der Symptomatik: Im Folgenden sollte dem/der Patient:in die Möglichkeit gegeben werden, frei darzustellen, ob und wenn ja, welche Symptomatik sich in der Folge des Erlebten eingestellt hat. Mit Blick auf die mögliche Psychopathologie ist insbesondere das intrusive Erleben, das Hyperarousal, das Vermeidungsverhalten und die affektive Symptomatik mit den Aspekten depressiver Abstumpfung, Gefühlsleere, Reizbarkeit und weiterer kognitiver Symptome zu fokussieren.

Da es in nicht wenigen Fällen von Traumastörungen im Verlauf auch zu Gerichtsverfahren oder anderen rechtlichen Auseinandersetzungen kommt, ist hier besonders großer Wert darauf zu legen, dem/der Patient:in Symptomatik nicht durch suggestives Fragen „in den Mund zu legen". Die Darstellungen sollten weitgehend spontan und in den Worten des/der Patient:in erfasst werden, durch behutsames Nachfragen maximal konkretisiert werden. Die Spontanaussage: „Ich muss immer wieder daran denken ...", könnte zur Konkretisierung von *Intrusionen* z.B. dahingehend nachexploriert werden, dass man fragt: „Wann und in welchen Situationen denken Sie daran?"; „Passiert das auch mitunter, ohne dass sie das aktiv beeinflussen können?"; „Wie lebendig oder real erscheinen Ihnen die Erinnerungen dann?" und „Gelingt es Ihnen, die Erinnerung auch abzustellen?". In der offenen Exploration von spezifischen Albträumen hat es sich bewährt zu fragen: „Wie ist der Schlaf? Gibt es Störungen?" Leidet jemand unter Abträumen, wird er das spontan berichten. Im Hinblick auf eine etwaige spätere Gerichtsverhandlung sollte der/die Interviewer:in dokumentieren, dass der/die Betroffene die Symptome spontan geschildert hat.

Die Spontanaussagen des/der Patient:in zum *Hyperarousal* lassen sich deutlich unproblematischer explorieren, da hier überwiegend organische Korrelate des chronischen Stresszustandes erfasst und objektiviert werden. Szenisch ist dabei auch auf die nonverbalen Angebote zu achten wie Unruhe, Angespanntheit, Sitz- und Körperhaltung, etwaige Hautreaktionen wie z. B. „hektische Flecken am Hals" oder Schreckhaftigkeit.

Das *Vermeidungsverhalten* lässt sich ebenfalls unproblematisch explorieren: „Gibt es Dinge, die Sie seit dem Ereignis nicht mehr machen oder machen können oder eventuell sogar bewusst vermeiden?"

Oftmals übersehen wird die nur bei einem Teil der Betroffenen vorhandene *affektive Begleitsymptomatik* aus Abstumpfung, innerer Gefühlsleere, sozialem Rückzug und Reizbarkeit. Diese Symptomatik kann eine Differenzialdiagnostik zu einer depressiven Episode erfordern. Hier sollte ggf. gezielt nachgefragt und nach Beispielen aus dem Alltag und den Beziehungen gesucht werden, da hiervon Betroffene dies mitunter nicht spontan berichten und auch im Interview möglicherweise verschlossen und wenig schwingungsfähig wirken. Auf die Frage des/der Interviewer:in: „Wie gestalten Sie Ihren Alltag?" könnte die Antwort lauten: „Ich sitze oft nur da, spüre gar nichts und schaue Löcher in die Wand. Das Leben zieht an mir vorüber." – Auch sollte konkret erfragt werden, ob die Betroffenen seit dem Ereignis eine andere Einstellung zu sich selbst, ihrer Umwelt oder der Welt als Ganzes erleben, um alle Symptomkriterien der PTBS zu überprüfen.

Zeitliche Einordnung der Symptomatik: Da wir bei Traumafolgestörungen davon ausgehen, dass die dargestellte Symptomatik eine unmittelbare kausale Auswirkung des traumatischen Ereignisses darstellt, sollte stets nachgefragt werden, ob diese Symptome bereits vor dem Ereignis bestanden haben, welche eventuell erst danach aufgetreten sind und mit welcher zeitlichen Latenz. Von posttraumatischen Störungsbildern weiß man, dass diese zumeist innerhalb von 6 Monaten evident werden, in Einzelfällen aber auch noch Jahre (teilweise bis zu Jahrzehnten) später (Utzon-Frank et al., 2014; Andrews, Brewin, Philpott & Stewart, 2007) bzw. sogar als Trauma-Reaktivierung im Alter (Heuft, 2018) auftreten können. Dies sollte auf der Ebene der individuellen Fallkonzeptualisierung beschrieben werden.

Andere Störungsbilder: Während es bis hierher zunächst um das Erkennen einer spezifischen Traumafolgestörung ging, sollte nicht außer Acht gelassen werden, dass traumatische Ereignisse auch eine Vielzahl anderer psychischer und psychosomatischer Störungsbilder nach sich ziehen können, die im Rahmen der beginnenden Exploration ebenfalls zu erfassen sind. Hier darf sich kein blinder Fleck bei dem/der Untersucher:in einstellen, da unabhängig von einer Traumafolgestörung im engeren Sinne auch andere Schwierigkeiten bestehen können, die möglicherweise ebenfalls akut behandlungsbedürftig sind. Daher sollten generell auch andere psychische Störungen inklusive Substanzmittelgebrauch aktiv erfragt werden, um die Gesamtsituation des/der Patient:in zu überblicken.

Interviewstil: Der/die Untersucher:in sollte den Interviewstil der besonderen Situation traumatisierter Menschen anpassen (z. B. durch angemessene Pausen). Eine besondere Problematik beim diagnostischen Interview mit Patient:innen nach einem Traumaereignis mit oder ohne PTBS können die durch das Gespräch ausgelösten, teils heftigen Reaktionen der Patient:innen sein. Dies kann zum einen ausgelöstes („getriggertes") Wiedererleben der Traumasituation sein, zum anderen kurzzeitige dissoziative Reaktionen mit Einbußen der kognitiven Leistung des/der Patient:in (und Auswirkungen auf die Gesprächsinhalte). Der/die Interviewer:in muss sich daher dieser Problembereiche bewusst sein. Hierbei ist auch darauf hinzuweisen, dass im Interview ein Wechsel zwischen „Schonung" und dadurch Vermeiden des Ansprechens problematischer Inhalte und „Belastung" durch Fokussierung auf Traumainhalte geleistet werden muss, um ausreichende diagnostische Inhalte erheben zu können. Sowohl ein zu vorsichtiges als auch ein zu forsches Vorgehen behindern eine sinnvolle Diagnostik.

Wichtig hiervon zu unterscheiden ist eine durchgängig zu große Vorsicht in der Diagnostik, eventuell durch eigene Unsicherheiten bei dem/der Untersucher:in, begründet in der Sorge, durch Exploration eine „Trauma-Reaktivierung" bei Patient:innen zu bedingen. Denn ein solches Vorgehen könnte im Sinne einer reflexiv induzierten Verstärkung die Vermeidung und Furcht vor dem Aussprechen des Ereignisses bei dem/der Patient:in bewirken, wodurch eine notwendige (therapeutische) Traumakonfrontation zu einem späteren Zeitpunkt erschwert werden könnte („Wenn mein:e Therapeut:in der Ansicht ist, ich halte das Ansprechen des Ereignisses nicht aus, sollte ich dies auf jeden Fall vermeiden."). Im Zweifelsfall hilft es, die eigene Vorgehensweise aktiv zu erklären und bei dem/der Patient:in nachzufragen, wie die Gesprächssituation erlebt wird.

4.3 Phase der Ermittlung von Beziehungsepisoden

Das Ziel der OPD-Beziehungsanalytik ist es, repetitiv-dysfunktionale Beziehungsmuster zu erheben, um ggf. eine oder mehrere zyklisch-maladaptive Beziehungsdynamiken zu erkennen. Hierfür werden möglichst plastische Narrative von für den/die Patient:in belastenden, schwierigen oder konflikthaften Beziehungsepisoden genutzt, die mitunter ein intensives Nachfragen seitens des/der Untersucher:in notwendig machen, bis diese:r das Beziehungsgeschehen klar nachvollziehen kann. Die direkte

Übertragungs-Gegenübertragungs-Dynamik zwischen Untersucher:in und Patient:in kann hier ebenfalls genutzt werden, zeigt aber aufgrund der potenziellen Eigenübertragung (Heuft, 1990) die größte Unsicherheit der vier Ebenen. Für eine verlässliche Operationalisierung sind zumeist zwei bis drei plastische Beziehungsepisoden nötig.

An dem grundsätzlichen Vorgehen ändert sich nichts. Wir nutzen weiterhin die erste Gelegenheit, in der Patient:innen spontan von schwierigen Beziehungen berichten, um unter der oben dargestellten Zielsetzung weiter zu explorieren.

Vorher-nachher-Perspektive: Bei Traumafolgestörungen ergibt sich aber die Notwendigkeit, eine „Vorher-nachher-Perspektive" zu integrieren. Traumatisierungen und die aus ihnen resultierenden Folgen nehmen mitunter massiv Einfluss auf die Beziehungsgestaltung der Betroffenen. Ihr Beziehungsverhalten kann sich daher verändern. Dysfunktionale Beziehungsmuster können vorbestehend vorhanden gewesen sein, müssen es aber nicht zwangsläufig. Eventuell hat sich die Dysfunktionalität erst als indirekte Folge der Traumatisierung eingestellt. Dies muss bei der Interviewführung entsprechend berücksichtigt werden. Ein behutsames Erfragen der zeitlichen Perspektive („Seit wann ist das so?"; „Hat sich das seit dem Ereignis verändert?"; „Haben sich Ihre zwischenmenschlichen Beziehungen verändert, die Art und Weise, wie Sie sich verhalten oder das Verhalten der anderen wahrnehmen?") erscheint hier von großer Bedeutung.

Die Aufgabe besteht darin, vorbestehende neurotische und dysfunktionale Beziehungsmuster von den Traumafolgen zu differenzieren und diese im Rahmen einer diagnostischen Einschätzung in Abgrenzung voneinander abzubilden.

4.4 Ermittlung des Selbsterlebens, des Objekterlebens, der erlebten und faktischen Lebensgestaltung und Lebensbereiche

Wie im Rahmen des grundlegenden allgemeinen OPD-Interviews vorgesehen, konzentriert sich die folgende Phase des Interviews auf das Erleben des Selbst und der Objekte im Kontext der verschiedenen Lebensbereiche und der tatsächlichen Lebensgestaltung, auch unter Berücksichtigung des Gewordenseins im Zuge der biografischen Entwicklung. Neben der zunehmend deutenden Erfassung der mitunter unbewussten motivationalen Hintergründe, die eventuell die Ausgestaltung intrapsychischer Konflikte annehmen können (Achse III), dient diese Phase der diagnostischen Einschätzung der Ich-strukturellen Fähigkeiten im Sinne der Achse IV.

Vorher-nachher-Perspektive: An diesen grundsätzlichen Prinzipien und den dafür erforderlichen Interventionsstrategien, die insbesondere in Bezug auf die strukturelle Integrität ein konkreteres Nachfragen und die Exploration konkreter Beispielsituationen notwendig machen, wird auch im Kontext von Traumafolgestörungen festgehalten. Jedoch wird auch hier die Notwendigkeit der Einnahme einer „Vorher-nachher-Perspektive" als unabdingbar angesehen. Der Anspruch der OPD bleibt weiterhin, nicht kurzzeitige psychopathologische Symptomatik abzubilden, sondern den vorbestehenden psychodynamischen Gesamtbefund darzustellen.

Die Symptomatik spezifischer Traumafolgestörungen als Konsequenz von Typ-I-Traumatisierungen kann in der strukturellen Diagnostik den Charakter „struktureller Dellen" annehmen und Ich-strukturelle Defizite suggerieren. Erst die Exploration des Zustands vor dem traumatischen Ereignis erlaubt hier eine entsprechende Differenzierung. Die Fragestellung zielt darauf ab, ob im Vorfeld bereits strukturelle Defizite vorhanden waren, die im Kontext des Traumas als Vulnerabilitäten aufzufassen sind, oder ob das Trauma auf eine weitgehend integrierte Struktur einwirkte und in der Folge sich eine Symptomatik ausgebildet hat, die eine Ich-strukturelle Schwäche zunächst nur imitiert.

In Bezug auf die motivationalen Hintergründe und mögliche neurotische Konfliktthemen ist weiterhin der zeitlich und biografisch überdauernde repetitive Charakter des Konfliktes das zentrale Kriterium und entsprechend in der biografischen Gesamtperspektive zu betrachten. Im Kontext des traumatischen Ereignisses ist hierbei zu berücksichtigen, inwieweit das Trauma zugleich auch eine spezifische Auslösesituation im Sinne einer Konfliktaktualisierung darstellt und damit ggf. der Konflikt einen Vulnerabilitätsfaktor darstellt und die Traumaverarbeitung eventuell negativ beeinflusst.

4.5 Psychotherapiemotivation, Behandlungsvoraussetzungen, Einsichtsfähigkeit

Zum Abschluss des Interviews werden üblicherweise noch einmal bis dahin offen gebliebene Aspekte der Achse I eruiert. In der Regel erfolgt eine zusammenfassende Darstellung des bisher explorierten Materials, verbunden mit der Aufforderung an den/die Patient:in, Ergänzungen oder Richtigstellungen vorzunehmen, die ihm/ihr wichtig erscheinen. Gleichzeitig können in diesem Zusammenhang bereits Interventionen formuliert oder Probedeutungen angeboten werden, die die Offenheit und Introspektionsfähigkeit des/der Patient:in einschätzen helfen.

Behandlungs- und Veränderungswünsche: Der/die Patient:in sollte aufgefordert werden, eigene Krankheitskonzepte zu formulieren und nach seinen/ihren Behandlungs- und Veränderungswünschen gefragt werden. Hier ist insbesondere darauf Wert zu legen, inwieweit ein traumaspezifisches Vorgehen gewünscht wird, und welche Vorstellungen und Erwartungen hieran geknüpft werden. Die Behandlungswünsche und -erwartungen müssen nicht denen des/der Therapeut:in entsprechen. Es geht zunächst darum zu verstehen, wo der/die Patient:in steht und wo der/die Therapeut:in ihn abholen kann. Zu einem Konsens in Hinblick auf das gewählte Vorgehen muss es hier noch nicht zwingend kommen.

Fazit: Wie aus den bisherigen Darstellungen ersichtlich wird, bleiben die Grundstruktur und der Anspruch des ursprünglichen OPD-Interviews im Spannungsfeld aus offenem psychodynamischem Interview und strukturierter Exploration erhalten. Auch die im Interviewleitfaden formulierten Phasen sind so weiter aufrechtzuerhalten und die Interviewtools können ebenfalls Anwendung finden.

Wie schon eingangs erwähnt, ist beim Verdacht auf eine Traumafolgestörung mit Sicherheit mehr Zeit für die Eröffnungsphase aufzuwenden. Die Exploration der Traumafolgesymptomatik erfordert mitunter mehr Zeit und ein angepasstes Vorgehen, um die noch fragile therapeutische Beziehung nicht über Gebühr zu beanspruchen, ohne jedoch dem/der Patient:in gegenüber zu vorsichtig zu sein. Traumabetroffene lösen beim Gegenüber (auch bei Therapeut:innen) typischerweise – wenn nicht reflektiert – ein Gegenübertragungsmuster des Schützen- und Behütenwollens aus, ohne dass dies jedoch therapeutisch zwingend indiziert wäre. Im Spannungsbogen zwischen Vermeidung und Konfrontation sollten möglichst viele diagnostisch verwertbare Informationen zusammenkommen, ohne dass sich der/die Untersucher:in dem Vorwurf eines suggestiven oder manipulativen Vorgehens aussetzen sollte, um den/die Patient:in hinsichtlich des indizierten therapeutischen Vorgehens auch fachlich zutreffend beraten zu können.

5 Implikationen für Fokusableitung und Therapieplanung

Die OPD-3-Diagnostik ist eine wesentliche Grundlage für die Therapieplanung einer psychodynamischen Psychotherapie. Bevor im Folgenden das grundsätzliche Vorgehen zur Formulierung von Behandlungsfoki in der OPD-3 und zu den im Rahmen von Traumaeinflüssen notwendigen Adaptationen ausgeführt wird, wird die Bedeutung von psychodynamischen Behandlungsverfahren im Rahmen der Behandlung von Traumastörungen relativiert.

Hierbei muss grundsätzlich festgehalten werden, dass bislang (Stand 2023) kein psychodynamisches Therapieverfahren eine hohe empirische Evidenz im Sinne mehrerer unabhängiger randomisierter Studien zur Behandlung von Traumafolgestörungen, z. B. einer PTBS, nachweisen konnte (für einen aktuellen Überblick der Debatte zu expositionsbasierten vs. nicht expositionsbasierten Verfahren siehe z. B. Ehrenthal et al. (2020)). Insofern sei auf die spezifische Fachliteratur sowie auf die vorliegende Behandlungsleitlinie der AWMF für akute Traumafolgen hingewiesen (https://www.awmf.org/). Gleichzeitig finden Psychotherapien zur Behandlung von Traumafolgestörungen im Rahmen von Richtlinientherapien statt, also einem Setting, das bei vielen Behandler:innen ein initial psychodynamisches ist.

Eine psychodynamische Behandlung auf Basis einer OPD-Diagnostik hat zunächst einen besonderen Fokus auf Phänomene, die im weiteren Sinne unabhängig von der Traumasymptomatik sind, also vorbestehende oder in der Verarbeitung des Traumaereignisses wirksam werdende Vulnerabilitäten, die zu einer weiteren psychosozialen Funktionseinschränkung bzw. Leidensdruck bei den Patient:innen führen oder eine traumaspezifische Behandlung behindern.

5.1 Fokusableitung im OPD-3-Standardverfahren

Neben der beschriebenen Einschätzung auf den Achsen I bis IV bietet die OPD-3-Diagnostik ein Instrument zur Formulierung von individuellen therapeutischen Schwerpunkten (= Foki) bei der Behandlung der jeweiligen Patient:innen. Dazu wurde ein Erhebungsbogen entwickelt, in dem die dysfunktionalen Aspekte der Beziehungsmuster, wie zuvor in Achse II festgestellt, abgebildet werden können, ebenso – falls vorhanden – die Konfliktfoki und die strukturelle Vulnerabilität entsprechend den jeweiligen Ergebnissen auf den Achsen III und IV.

An dieser Stelle beschreibt das OPD-Standardverfahren, aufbauend auf der Erhebung störungsrelevanter Items, diejenigen Einschränkungen, die die zu behandelnde

Störung (nach ICD oder DSM) verursacht haben, aufrechterhalten oder eine Besserung der Symptomatik verhindern und daher zentraler Gegenstand der Behandlungsplanung sein sollen. Gleichzeitig stellen sie im Verlauf der Behandlung Kriterien dar für die Messung der therapiebedingten Veränderungen.

Dyfunktionale Beziehungsmuster: Da davon ausgegangen wird, dass alle relevanten Konfliktthemen und strukturellen Schwierigkeiten in den dysfunktionalen Beziehungsmustern zum Ausdruck kommen, stellt das Beziehungsmuster grundsätzlich das erste Therapiethema dar. Für die Fokusableitung ist dabei nachrangig, ob das maladaptive Beziehungsmuster eher Ausdruck eines Konfliktgeschehens oder eines Mangels an struktureller Integration ist. Dyfunktionale Beziehungsmuster, wie sie in den vier unterschiedlichen Erlebensperspektiven der Achse II formuliert werden, stellen somit immer den ersten Therapiefokus dar. Dies hat auch den wesentlichen Vorteil, zu Beginn einer Behandlung gemeinsam mit dem/der Patient:in einen für ihn/sie erlebnisnahen Problembereich zu thematisieren, der auf einem für beide Seiten beobachtbaren psychodynamischen Störungsbereich basiert. Somit sollten die auf der Achse II abgebildeten „Probleme“ das „Einstiegsfenster“ der Therapie darstellen.

Struktur- und Konfliktfoki: Darüber hinaus bietet OPD-3 für die Therapieplanung die Möglichkeit, abhängig von der Art der Störung bis zu vier weitere Foki aus den Bereichen Konflikt und/oder Struktur festzulegen und zu hierarchisieren. Ziel ist die Beschreibung der wesentlichen Elemente, die den Kern der Störung bilden. Die Auswahl und Mischung der Foki aus den Bereichen Konflikt und Struktur ist dabei nicht a priori festgelegt. Je nach dem Grad der konfliktbedingten Störungsanteile und der strukturellen Integration werden eher Struktur- bzw. Konfliktfoki gewählt. Auch eine Auswahl ausschließlich aus dem Konflikt- oder dem Strukturbereich neben dem Beziehungsfokus ist möglich. Diese Fokusfestlegung ist dann Grundlage der Behandlungsplanung. Sie bleibt im Laufe des Therapieprozesses jedoch keineswegs starr, sondern kann oder muss sogar während der Therapie – abhängig von Therapieverlauf und -fortschritten – immer wieder überprüft und ggf. angepasst werden.

Grundsätzliche therapeutische Ausrichtung: Nach der Formulierung der für die jeweilige Störung ursächlichen bzw. aufrechterhaltenden Beziehungs-, Konflikt- und/oder Strukturthemen erfolgt dann in OPD-3 die Festlegung der grundsätzlichen therapeutischen Ausrichtung. Dementsprechend wird die Therapie, je nach dem Verhältnis von konflikt- und strukturbedingten Störungsanteilen, grundsätzlich deutlich oder eher „konfliktbezogen“, deutlich oder eher „strukturbezogen“ oder „gemischt“ ausgerichtet. Dabei legt sich die OPD mit der Fokusauswahl nicht fest auf einzelne Therapierichtungen, Psychotherapieverfahren oder besondere Methoden zum Erreichen der Zielsetzung. Die Auswahl oder Integration störungsspezifischer Therapiemethoden erfolgt nach den üblichen Kriterien psychotherapeutischer Differenzialindikation. Dieses Prinzip einschließlich Fokusableitung der OPD-3 ist sinnvoll und bewährt für Störungen, bei denen vor allem neurotische Konfliktkonstellationen oder strukturelle Einschränkungen der Persönlichkeit für die Krankheitsentstehung verantwortlich sind.

Dieses Vorgehen sollte daher auch weiterhin für Störungen angewendet werden, die auf belastende Lebensereignisse als Auslöser zurückzuführen sind, welche aber die Traumakriterien nach ICD oder DSM nicht erfüllen. Des Weiteren grenzt die OPD-3 psychodynamische Folgen von einer Posttraumatischen Belastungsstörung ab und kennzeichnet Letztere als Folge einer massiven Überforderung der individuellen Verarbeitungsressourcen, sodass sich eben die typische PTBS-Symptomatik zeigt.

5.2 Fokusableitung und Therapieplanung mit dem Ergänzungsmodul Trauma

Analog zu dem geschilderten Vorgehen stellt sich bezogen auf das Traumaverarbeitungsmodul die Frage, ob das Standardverfahren zur Fokusableitung unverändert für die Bestimmung der Therapiefoki und die Therapieplanung übernommen werden kann oder ob eine Erweiterung bei der Behandlung von Patient:innen mit Traumafolgestörungen notwendig und sinnvoll ist.

Typ-II-Traumata: Wie zuvor ausführlich dargestellt, lassen sich „strukturelle“ Symptome oder Einschränkungen durch z. B. länger zurückliegende Typ-II-Traumata – einschließlich komplexer Persönlichkeitsstörungen oder komplexer PTBS aufgrund länger andauernder oder sich wiederholender Traumata – im OPD-3-Standardverfahren angemessen abbilden, da hierbei der psychodynamische Therapiefokus auf der Bearbeitung der Symptomatik der Achse IV basiert. Demensprechend fließen sie dann auch wie üblich in die OPD-3-Standard-Fokusableitung ein. Aus der ausführlich beschriebenen Logik des Zusatzmoduls Traumaverarbeitung ergibt sich also keine Notwendigkeit einer Anpassung des Vorgehens bei Ableitung der Therapiefoki. Daher wurde der „OPD-3-Erhebungsbogen Fokusauswahl“ im Wesentlichen aus dem Standardverfahren übernommen.

Typ-I-Traumata: Bei einem erst kurzfristig eingetretenen Traumaereignis können die dem Rating entnommenen, ereignisspezifischen Veränderungen der Achsen II bis IV in den zusätzlichen Erhebungsbogen übernommen und hierarchisiert werden. Auch hier geht es, wie in der OPD-3 üblich, um die dysfunktionalen Beziehungsmuster, Konflikte und die strukturellen Einschränkungen, im Gegensatz zum Standardverfahren jedoch um die nach dem Ereignis neu aufgetretenen Störungen in diesen Bereichen. Wie weiter oben beschrieben, liegt hier der Fokus – insbesondere beim Einschätzen der Strukturachse – nicht auf den spezifischen PTBS-Symptomen wie Intrusionen, emotionale Betäubung oder dissoziative Phänomene, auch wenn diese Symptomatik zum Zeitpunkt der Untersuchung eine geringe strukturelle Integration im Sinne der Achse IV (Selbstregulierung, Regulierung des Objektbezugs) vortäuschen kann. Als Therapiefokus können Strukturitems festgelegt werden, bei denen sich nach dem traumatisierenden Ereignis ein im Vergleich zu vorher geringeres Integrationsniveau im Sinne einzelner struktureller Dellen zeigt.

Grundsätzliche therapeutische Ausrichtung: Wie im Standardverfahren wird auch bei der Fokusableitung im Ergänzungsmodul der grundsätzliche therapeutische Schwerpunkt bestimmt. Hierbei kann dann bezogen auf die zuvor festgestellte Gewichtung von Konflikt- und Strukturfoki eine eher konflikt-, eine strukturbezogene oder eine gemischte Ausrichtung gewählt werden. Für all die genannten Schritte der Fokusableitung ist somit eine Modifikation des Erhebungsbogens nicht erforderlich, da alle im ergänzenden Modul erhobenen störungsrelevanten Themen dort abgebildet werden können.

Stabilisierung versus Traumakonfrontation: Wie zuvor bereits ausgeführt, ist für die Therapieplanung unstrittig, dass die Anwendung traumaspezifischer und traumakonfrontativer Methoden bei Vorliegen einer Trauma-Typ-I-bedingten psychischen Störung indiziert ist. Im klinischen Alltag ist jedoch darüber hinaus die Frage äußerst relevant, ob zum Zeitpunkt der Planung einer traumabezogenen Therapie insbesondere Patient:innen mit einer komplexen PTBS über ausreichende strukturelle Fertigkeiten verfügen, um von einer traumakonfrontativen Behandlung zu profitieren. Zu diesem Thema – der Frage „Stabilisierung versus Traumakonfrontation" – sei ebenfalls auf die PTBS-Leitlinie und zusätzliche Literatur verwiesen (z. B. De Jongh et al., 2016; Neuner, 2008). Sollte ein zu Beginn oder im Verlauf eher stabilisierendes Vorgehen gewählt werden (im Sinne eines phasenbasierten Vorgehens), könnten mittels OPD-3 traumaspezifische Strukturfoki identifiziert werden. Gleiches gilt für die häufig vorhandenen komorbiden Störungen und die Notwendigkeit einer partizipativen Entscheidungsfindung zwischen Therapeut:innen und Patient:innen.

Beispiel

Als Beispiel sei ein Patient nach einem Traumaereignis genannt, der jedoch nur milde PTBS-Symptome aufweist, aber durch einen vorbestehenden neurotischen Konflikt und dessen Reaktivierung im Rahmen des Ereignisses ein depressives Syndrom im Sinne einer Anpassungsstörung erleidet, das aktuell einer traumaspezifischen Behandlung entgegensteht. Dieser Patient kann zuvor mittels psychodynamischer Verfahren behandelt werden, um eine traumaspezifische Behandlung ermöglichend vorzubereiten und anzuschließen.

Daher wird bei der Fokusableitung im Ergänzungsmodul Traumaverarbeitung zusätzlich zur Festlegung der Gewichtung von konflikt- und strukturbezogenen Therapiemaßnahmen eine Gewichtung von traumaspezifischer konfrontierender und stabilisierender Ausrichtung eingeführt. Dieses stellt die einzige Modifikation des Standarderhebungsbogens für das Zusatzmodul dar.

5.3 Fallbeispiel

Ein 43-jähriger Mann, der in seinem bisherigen Leben nie krankheitswertige psychische Symptome hatte und in stabilen familiären und beruflichen Verhältnissen lebt, gerät beim Betreten eines Geldinstitutes in einen Banküberfall. Dabei wird er stundenlang von den Tätern als Geisel festgehalten, die drohen, ihn umzubringen. Bei der Befreiung durch Sicherheitskräfte entsteht eine für ihn vollkommen unübersichtliche Situation, in der er zusätzlich über mehrere Minuten lang konkrete Todesängste verspürt und eine andere Geisel lebensgefährlich verletzt wird. In den Wochen nach dem Überfall meidet er das erneute Betreten von Geldinstituten, ebenso das Abheben von Bargeld an Geldautomaten, da er befürchtet, an das Ereignis erinnert zu werden. Alle Geldgeschäfte überlässt er seiner Frau. An den Tathergang kann er sich weitestgehend erinnern, er wundert sich jedoch, die zeitliche Dauer vollkommen falsch eingeschätzt zu haben. In seiner Wahrnehmung sei das alles nach wenigen Minuten vorbei gewesen.

Nach anamnestisch geschilderter anfänglicher akuter Belastungsreaktion entwickeln sich in den Monaten nach dem Ereignis zunehmende Symptome einer klassischen PTBS, mit deren Vollbild er dann in die psychotherapeutische Behandlung kommt.

Im OPD-Zusatzmodul wird der Patient als Opfer eines einmaligen schweren Ereignisses „sonstiger Gewalt" von ihm unbekannten Tätern eingeordnet. Im subjektiven Erleben des Patienten während des Ereignisses zeigen sich sehr starke Angst und Hilflosigkeit sowie mittlere dissoziative Symptome, er sei teilweise vor Schreck bewegungsunfähig gewesen, wie erstarrt. Zum Untersuchungszeitpunkt ist die aktuelle Angst bezogen auf das Ereignis stark, ebenso die aktuell empfundene Hilflosigkeit. Hinzugekommen sind mittelschwere Selbstvorwürfe und Ärger auf sich selbst, da er sich eine Mitschuld an der Verletzung der anderen Geisel gibt.

Das Beziehungsmuster des Patienten hat sich nach dem Ereignis geändert. Frühere repetitiv-dysfunktionale Beziehungsmuster lassen sich nicht eindeutig feststellen. Während des Ereignisses erlebte der Patient die Täter als kontrollierend und als aggressiv schädigend, sich selbst als der Situation ausgeliefert, ohne Möglichkeiten der Einflussnahme und sich daher der Situation möglichst anpassend. Aktuell erlebt er sich im Vergleich zur Zeit vor dem Ereignis als zurückgezogen von sozialen Bindungen und für alles, was nicht funktioniere, verantwortlich bzw. subjektiv unfähig, richtig zu reagieren. Er traue sich kaum etwas zu, mache ja wohl alles verkehrt. Gleichzeitig sei er, den früher nichts habe aus der Ruhe bringen können, in letzter Zeit auch häufig gereizt und dünnhäutig, verliere leicht die Fassung und habe einen Freund wegen einer eher unwichtigen Meinungsverschiedenheit aggressiv beschimpft und kurz davorgestanden, ihn tätlich zu attackieren. Er habe sich in solchen Momenten nicht mehr richtig im Griff. Andere hätten sich nach dem Überfall anfangs sehr um ihn gekümmert, sich später zum Teil aber auch zurückgezogen, da er nicht mehr so aktiv und kommunikativ wie früher sei. Dadurch fühle er sich auch zunehmend entwertet und allein gelassen, weder die Verantwortlichen der Bank noch sein Arbeitgeber interessierten sich für seine Situation. Von seinen Freunden sei er zunehmend enttäuscht. Früher habe er ein eher positives Bild von sich gehabt, jetzt schäme er sich, mit der ganzen Situation nicht umgehen zu können. Die Ehefrau habe gesagt, er sei nicht mehr er selbst. Früher sei er deutlich belastbarer und stärker sozial eingebunden gewesen und habe sich häufig auch schwierige Dinge zugetraut. Heute nehme er von sich aus kaum Kontakt zu Freunden und Bekannten auf, gehe bei jeder Kleinigkeit an die Decke oder ziehe sich zurück.

Bei insgesamt gut bis mäßig integrierter Struktur zeigen sich nach dem Ereignis neben der Symptomatik einer klassischen PTBS deutliche „strukturelle Dellen" in den Bereichen Selbstregulierung (Impulse und Affekte) und Selbstwertregulierung; es findet sich ein klinisch relevanter neurotischer Konflikt vor allem im Spannungsfeld Versorgung vs. Autarkie.

6 Allgemeine Fallbeispiele mit Therapiefoki

Im Nachfolgenden werden getrennt für die Verarbeitung nach belastenden Lebensereignissen (Kap. 6.1) bzw. nach einem Trauma (Kap. 6.2) jeweils vier prototypische Verläufe dargestellt. Die vier Prototypen A bis D sind in Kap. 2.3.5 „Klinische Prototypen“ in ihrer theoretischen Konzeption hergeleitet.

Da insbesondere in stationären Therapien Patient:innen mit einem späten Beginn einer Symptomatik (vgl. Bonanno, Westphal, Mancini, 2011) präsent sind, wird in Kap. 6.3 ein weiteres Fallbeispiel auch zu dieser Gruppe beschrieben.

6.1 Verarbeitung von belastenden Ereignissen

6.1.1 Prototyp A

Eine 53-jährige Frau, die seit 10 Jahren in zweiter Ehe verheiratet ist, erfährt telefonisch, dass ihr Ehemann auf einer Geschäftsreise mit dem Auto tödlich verunglückt ist. Sie kümmert sich in den folgenden Tagen um die notwendigen Formalitäten wie die Überführung und die Planung der Beerdigung, zeigt sich dabei funktional, gefasst und sachlich. Erst im Rahmen der Beerdigung im Familienkreis kann sie sich fallen lassen und Gefühle von Trauer zulassen. Die in den folgenden Wochen auch nach außen sichtbaren Gefühle von Trauer wecken in den erwachsenen Kindern aus der ersten Ehe die Sorge, die Mutter könne depressiv werden, da sie diese stets als souveräne und kontrollierte Frau erlebt hätten. Den Kindern zuliebe stimmt die Frau zu, diagnostische Sitzungen in einer psychotherapeutischen Ambulanz wahrzunehmen, in welcher sie sich 3 Wochen nach dem Tod des Ehemannes vorstellt.

In den folgenden 3 Sitzungen berichtet sie nachvollziehbar und lebendig von ihrer Beziehung und dem aktuellen Prozess des Trauerns und Abschiednehmens. Besonders leide sie unter der Plötzlichkeit des Verlustes und darunter, sich nicht von ihrem Mann habe verabschieden zu können. Sie kann in den Gesprächen Gefühle von Traurigkeit zulassen und benennen, die Affekte sind angemessen und einfühlbar. Ihren Alltag bekäme sie weiterhin gut geregelt, sie verfüge über zahlreiche stabilisierende Ressourcen und Aktivitäten und ein stabiles psychosoziales Unterstützungsnetz sowohl im Familien- wie auch im Freundeskreis, welches sie auch in Anspruch nehme (Achse I). Die Sorgen ihrer Kinder könne sie verstehen, halte diese jedoch für unbegründet. Sie brauche nur ein wenig Zeit, um trauern zu können.

In der Diagnostik ergeben sich keine Hinweise auf repetitiv-dysfunktionale Beziehungsmuster (Achse II), die strukturelle Integrität ist gut (Achse IV), es liegen keine zeitlich überdauernden neurotischen Konflikte vor (Achse III). Diagnostisch liegt ein angemessener Trauerprozess nach plötzlichem Verlusterlebnis vor. Die Frau kann die Gespräche als supportives Angebot zur Trauerarbeit nutzen, ein weitergehender psychotherapeutischer Behandlungsauftrag besteht jedoch nicht.

6.1.2 Prototyp B

Ein 56-jähriger leitender Angestellter eines Industriebetriebes erhält für ihn unerwartet die Kündigung aus betriebsbedingten Gründen. Trotz zustehender Abfindung ist ihm klar, dass er den bis dahin gewohnten Lebensstandard nicht werde halten können. Als er seiner Ehefrau dies eröffnet, erfährt er von dieser, dass sie schon seit Längerem eine außereheliche Beziehung habe und über eine Trennung nachdenke. Sie habe nur auf den passenden Zeitpunkt gewartet, dies mitzuteilen, und nun würde eine auch räumliche Trennung und Veräußerung der gemeinsamen Immobilie ggf. auch eine finanzielle Entlastung bringen.

Die plötzliche Kündigung und die sehr sachlich vorgetragene Offenbarung seiner Frau sind für ihn zunächst kaum zu fassen und nachzuvollziehen. In den folgenden Tagen zieht er sich zusehends zurück, grübelt und hinterfragt sich und die Entscheidungen der letzten Jahre. Er macht sich Vorwürfe, es nicht kommen gesehen zu haben, zweifelt an sich und der eigenen Wertigkeit. Die Stimmung wird zunehmend schlechter. Er isst kaum und schläft schlecht. Nur der erwachsene Sohn kann noch einen Zugang zu ihm finden. Der Antrieb ist jedoch weitgehend ungestört. Auf Drängen des Sohnes sucht der Patient seinen Hausarzt auf, der ihn in eine psychosomatische Ambulanz überweist.

In den Gesprächen dort wird die tiefe Kränkung des Patienten klärbar. Affektiv schwankt er zwischen enttäuschter Wut, Traurigkeit und Zukunftsangst. In seiner Wut erlebt er sich aktuell als ohnmächtig und handlungsunfähig, sein Selbstwert ist stark labilisiert.

In der vertieften Diagnostik nach OPD-3 sind keine zeitlich überdauernden neurotischen Konflikte, insbesondere kein zeitlich überdauernder Selbstwertkonflikt (Achse III) oder dysfunktionale Beziehungsmuster (Achse II) zu erheben. In der Anamnese vor Auftreten der Symptome ergeben sich keine Anhaltspunkte für schwere strukturelle Defizite (Achse IV); bezogen auf das Zeitfenster von 5 Jahren vor Beginn der derzeitigen Symptomatik erscheint das Strukturniveau am ehesten mäßig integriert mit Neigung zu affektiver Übersteuerung.

Aktuell fallen dem Patienten jedoch insbesondere die Selbstwertregulation und die Affekttoleranz schwer. Zu den ansonsten guten Ressourcen und dem guten psychosozialen Unterstützungsnetz (Achse I) findet er derzeit nur eingeschränkt Zugang, da ihm sein subjektiv erlebtes „Scheitern“ peinlich ist.

Da zum Zeitpunkt der Diagnostik die Kriterien einer depressiven Episode mittelgradiger Ausprägung erfüllt sind, wird der Patient in eine ambulante psychotherapeutische Behandlung vermittelt. Unterstützend wird eine antidepressive, schlaffördernde Medikation eingeleitet.

Neben der Destabilisierung struktureller Fähigkeiten ist hier auch an die Ausbildung eines selbstwertbezogenen neurotischen Konflikts aus einer vorbestehenden Konfliktspannung zu denken. Es besteht das Risiko einer weitergehenden Chronifizierung des depressiven Zustandsbildes; bei ansonsten aber geringem Risikoprofil nach OPD-3 ist auch eine Remission denkbar.

6.1.3 Prototyp C

Eine 26-jährige Lehramtsstudentin im Referendariat erhält zum wiederholten Male eine negative Beurteilung im Rahmen des Unterrichtsbesuches als Voraussetzung zur Zulassung zum zweiten Staatsexamen. Damit kann sie ihr Studium nicht erfolgreich abschließen.

Von ihrem Mentor wird ihr eine psychotherapeutische Beratung empfohlen. In den Gesprächen, die sie in einer psychosomatischen Ambulanz in Anspruch nimmt, berichtet sie, dass sie aufgrund von Selbstunsicherheit über weite Phasen ihres Studiums ambulante Therapie in Anspruch genommen habe. Sie sei schon von Jugend an sozial unsicher gewesen. Im Vergleich mit anderen fühle sie sich tendenziell minderwertiger und unbeholfen. Sie habe an ihrem Selbstwert gearbeitet und ihr Studium gemeistert. Dass jedoch das Referendariat schwierig würde, wäre ihr von Anfang an klar gewesen. Insbesondere die Situation des Unterrichtsbesuches setze sie sehr unter Anspannung und hemme sie, weswegen sie wohl nicht den gewünschten Eindruck hinterlasse.

Sie sei jedoch selbst überrascht, dass sie die Situation derzeit gar nicht so mitnehme. Sie fühle sich von ihrer Familie und ihrem Partner sehr verstanden und unterstützt. Auch habe sie in ihrer Therapie gelernt, ihre Kompetenzen besser wahrzunehmen, und denke daher derzeit eher über Alternativen nach, außerhalb der regulären Schullaufbahn tätig zu werden, und traue sich dies auch zu. Tendenziell sei sie sogar entlastet.

Obwohl bei insgesamt mäßig integrierter Struktur (Achse IV) und primär passiv verarbeitetem neurotischem Selbstwertkonflikt (Achse III) Vulnerabilitäten nach OPD-3 vorliegen, kann die Patientin die vorhandenen Ressourcen (Achse I) und die Erkenntnisse der früheren Therapie nutzen, sodass das aktuelle Ereignis, das grundsätzlich konfliktaktualisierendes Potenzial besitzt, zu keiner weitergehenden psychischen Symptomatik führt.

6.1.4 Prototyp D

Eine 62-jährige Frau, die vor 15 Jahren als Spätaussiedlerin aus Kasachstan mit ihrer Familie nach Deutschland gekommen war, verliert nach kurzer Erkrankungsphase ihren Ehemann. In dieser Phase hatte sie ihren Mann überwiegend zu Hause gepflegt. In den folgenden Wochen zeigt sich die Patientin anhaltend trauernd. Täglich geht sie für mehrere Stunden auf den Friedhof, pflegt das Grab und „unterhält" sich mit ihrem Mann. Zu Hause deckt sie für ihn weiterhin ein, belässt auch alle seine Sachen an Ort und Stelle und betont vor der Familie, dass sie nicht akzeptieren werde, dass er weg sei. Diesen Gedanken könne sie nicht ertragen. Die Familie reagiert sehr besorgt, da dieser Zustand sich unverändert und anhaltend präsentiert, die Patientin soziale Kontakte immer mehr meidet, die Selbstfürsorge vernachlässigt und im Stimmungsbild niedergeschlagen und traurig ist. Mit viel Druck der Angehörigen zeigt sie sich nach 3 Monaten bereit, eine psychosomatische Ambulanz aufzusuchen.

In der vertieften Diagnostik lässt sich bei der Patientin ein vorbestehender, primär aktiv verarbeiteter Versorgung-versus-Autarkie-Konflikt diagnostizieren (Achse III). Hieraus resultierende dysfunktionale Beziehungsmuster sind überdauernd im Vorfeld des Ereignisses in verschiedenen Beziehungskontexten nachweisbar (Achse II). In dysfunktionaler Weise neigt die Patientin dazu, sich um andere zu kümmern und eigene Bedürfnisse zu negieren und abzuwehren. Biografisch sind emotionale und weitere Vernachlässigung in der Kindheit nachweisbar. So musste die Patientin früh lernen, autark zu sein. Die Kinder und später vor allem der Ehemann waren Objekte der aufopferungsvollen Versorgung. Insbesondere der Ehemann wird als sehr unselbstständig, zugleich aber dankbar beschrieben. Diesen primären „Gewinn" ihres dysfunktionalen Konfliktes verlor die Patientin durch den Tod ihres Mannes. Es lässt sich ein mäßig integriertes Strukturniveau diagnostizieren (Achse IV) mit Neigung zur Übersteuerung von Affekten und Impulsen.

Der Verlust des Ehemannes führte bei der Patientin zu einer Konfliktaktualisierung und diagnostisch zu einer depressiven Anpassungsstörung im Sinne einer protrahierten und komplizierten Trauerreaktion mit der Indikation zur psychotherapeutischen Behandlung.

Es besteht ein hohes Chronifizierungsrisiko, wenngleich bei vorhandenen Ressourcen und guter psychosozialer Unterstützung auch eine Remission möglich erscheint.

6.2 Traumaverarbeitung

6.2.1 Prototyp A

Ein junger Student (22 Jahre), der einen Nebenjob in einer Tankstelle hat, erlebt im Rahmen der Nachtschicht hinter der Kasse arbeitend einen Überfall, bei welchem er unter vorgehaltener Schusswaffe zur Herausgabe des Geldes aus der Kasse gezwungen wird. Er stellt sich 2 Wochen nach dem Ereignis in einer Trauma-Ambulanz vor, um sich zu versichern, dass er das Ereignis sinnvoll verarbeite.

Er schildert im Gespräch, dass er sich während des Überfalls gemäß den Vorschriften verhalten habe. Der Täter sei daraufhin mit dem erbeuteten Geld geflüchtet. Er habe danach die Polizei alarmiert, die ihn zum Tathergang befragt und die Anzeige aufgenommen habe. Er selber habe in den Stunden nach dem Ereignis ein vegetatives Arousal bemerkt, habe in der Nacht nicht schlafen können und das eigene Verhalten hinterfragt. Am Folgetag habe er sich von seinem Chef jedoch die Bestätigung eingeholt, dass er richtig gehandelt habe. Er geht aktuell weiterhin in der Tankstelle arbeiten, hatte jedoch zunächst darum gebeten, nicht alleine nachts arbeiten zu müssen. Nach einer Woche hat er sich dies dann wieder zugetraut, sei aber in den ersten Schichten angespannter und vigilanter gewesen und sei Kunden mit Vorsicht und Misstrauen gegenübergetreten. Er berichtet jedoch, dass dies nach und nach weniger werde. Im normalen Alltag stellt er keine weiteren Einschränkungen fest, er verfügt über zahlreiche stabilisierende Ressourcen und Aktivitäten und ein stabiles psychosoziales Unterstützungsnetz, welches er auch in Anspruch nimmt (Achse I). Als verunsichernd erlebt er die große Besorgnis der Eltern, die es am liebsten sähen, wenn er den Job aufgebe. Hiervon grenzt er sich jedoch ab.

In der Diagnostik ergeben sich keine Hinweise auf repetitiv-dysfunktionale Beziehungsmuster (Achse II), die strukturelle Integrität ist gut (Achse IV) und es liegen keine zeitlich überdauernden neurotischen Konflikte vor (Achse III). Nach Aufklärung und Beratung wird mit dem Patienten eine Wiedervorstellung zur Verlaufskontrolle in 4 Wochen vereinbart. Vor dem geplanten Termin meldet sich der Patient telefonisch und teilt mit, dass er den Eindruck habe, das Ereignis gut bewältigt zu haben und ohne weitere Einschränkungen wieder in der Tankstelle arbeiten könne. Da er keinen weiteren Auftrag habe, sagt er den Termin ab. Es wird mit ihm vereinbart, dass eine Wiedervorstellung bei Bedarf möglich sei.

6.2.2 Prototyp B

Ein ehemaliger Soldat der Bundeswehr, jetzt 36-jährig, war über längere Zeit während des „Balkankrieges“ im Auslandseinsatz. In dieser Zeit war er mit unmittelbaren Kampfhandlungen konfrontiert und war teilweise auch Zeuge, wie Zivilisten, u.a. auch Kinder, zu Schaden und teilweise ums Leben gekommen sind. Während der Zeit seines Einsatzes und auch nach der Rückkehr nach Deutschland waren die Erinnerungen daran zwar belastend und führten teilweise zu einem Erleben von Ohnmacht und Wut, traten jedoch nicht intrusiv auf. Überwiegend wählte der Patient im Umgang damit den Abwehrmechanismus der Verdrängung.

Erst ca. 2 Jahre später, bereits nach Ausscheiden aus dem Dienst bei der Bundeswehr, kommt es, ausgelöst durch eine spezifische Berichterstattung im Fernsehen, zum erstmaligen Auftreten eines Flashbacks mit starker vegetativer Erregung. Seitdem quälen den Patienten intrusive Bilder, die von einem starken Arousal begleitet werden. Er wird zunehmend angespannter und reizbarer, bei der Arbeit fällt er durch Unkonzentriertheit auf. Er zieht sich sozial zurück und beginnt, Inhalte in Medien und Gesprächen zu vermeiden, die einen Bezug zu den Erinnerungen herstellen.

Durch Gespräche mit früheren Kollegen und Selbstinformation im Internet gewinnt er den Eindruck, eventuell an einer PTBS erkrankt zu sein. Von seinem sozialen Umfeld wird er unterstützt und ermutigt, therapeutische Hilfe in Anspruch zu nehmen. Über Kontaktaufnahme mit seinem Hausarzt wird er an eine Trauma-Ambulanz vermittelt, die die Diagnose bestätigt.

In der vertieften Diagnostik nach OPD-3 sind keine zeitlich überdauernden neurotischen Konflikte (Achse III) oder dysfunktionalen Beziehungsmuster (Achse II) zu erheben. In der Anamnese vor Auftreten der Symptome ergeben sich keine Anhaltspunkte für schwere strukturelle Defizite (Achse IV); bezogen auf das Zeitfenster von 5 Jahren vor Beginn der derzeitigen Symptomatik erscheint das Strukturniveau am ehesten mäßig integriert mit Neigung zu affektiver Übersteuerung.

Aktuell fallen dem Patienten aber insbesondere die Selbstwertregulation, die Impulssteuerung und Affekttoleranz schwer, was er so bislang von sich nicht kenne. Um sich zu beruhigen, trinke er mittlerweile täglich Alkohol am Abend, was ihn beschämt, da er früher strikter Nichtalkoholiker gewesen sei. Abstinenzfähigkeit sei jedoch gegeben.

Bei stabilen Ressourcen, guter psychosozialer Unterstützung (Achse I) und ausreichender Alltagsbelastbarkeit wird zeitnah eine EMDR-Behandlung eingeleitet, worunter es innerhalb weniger Monate zu einer Remission der Symptome kommt.

Die Entwicklung einer phänomenologisch abbildbaren psychischen Störung als Folge traumatischer Erfahrungen bei ansonsten fehlenden ausgeprägten Vulnerabilitäten nach OPD-3 ist ein möglicher Entwicklungspfad. Auch wenn sich kein Vollbild einer psychischen Störung nach ICD-10 entwickelt hätte, so wäre unter dem Druck der traumatischen Erfahrungen eine Destabilisierung von grundsätzlich vorhandenen und integrierten Ich-Funktionen denkbar und möglich (z. B. in Bezug auf Selbstwertregulierung, Impulssteuerung).

Auch die Aktualisierung einer vorbestehenden Konfliktspannung zu einem klinisch relevanten neurotischen Konflikt wäre denkbar, z. B. bezogen auf das Thema Schuld, auch wenn dieses als neurotisches Thema im Verlauf der früheren Lebensgeschichte nicht von Relevanz gewesen wäre. So wäre es vorstellbar, dass der ehemalige Soldat die Ereignisse schuldhaft verarbeitet, ohne eine objektivierbare Realschuld zu tragen, und unter der Konfliktspannung aus Schuld und Abwehr derselben Leidensdruck oder dieselben Symptome entwickelt hätte. Die Häufigkeit und Persistenz von nicht realitätsangemessenen Schuldgefühlen bei Traumabetroffenen erscheinen in diesem Zusammenhang von großer Relevanz.

In diesem Fall wäre eine spontane Remission der Symptome auch ohne Behandlung als mögliches Outcome ebenso denkbar wie eine Chronifizierung des Störungsbildes.

6.2.3 Prototyp C

Ein Mann (42 Jahre), der sich vor einigen Jahren aufgrund einer Depression nach Trennung von seiner Ehefrau in ambulanter Psychotherapie befunden hat, stellt sich erneut bei seinem ambulanten Therapeuten vor. Als Inhaber eines Gastronomiebetriebes wurde er in der Nacht nach Geschäftsschluss beim Verlassen des Geschäftes mit den Tageseinnahmen überfallen und niedergeschlagen. Er wurde nach Alarmierung der Polizei vor Ort durch einen Notarzt versorgt, verzichtete jedoch auf eine Einweisung ins Krankenhaus, da die Verletzungen nicht schwerwiegend waren. Er hat in den ersten Tagen nach dem Ereignis mit sich gehadert, hat sich Vorwürfe gemacht, zu unvorsichtig gewesen zu sein, und seinen Ärger tendenziell gegen sich selbst gerichtet in Form von Selbstanklagen und Selbstvorwürfen. Dies bringt er mit Erkenntnissen aus der früheren Therapie in Zusammenhang, dass er immer wieder dazu neige, sich selbst anzuklagen, wenn etwas schieflaufe. Er sieht die Gefahr, hierüber wieder depressiv zu werden. In den ersten 3 Wochen nach dem Ereignis hat er ein vegetatives Arousal und Schlafstörungen bemerkt. Im Betrieb hat er die Abläufe so umorganisiert, dass er sich nicht erneut der Gefahr eines Überfalls ausgesetzt sehe, sodass er seiner Tätigkeit normal weiter nachgehen kann, ohne dass sich ein Vermeidungsverhalten einstelle.

Als unterstützend erlebt er sein soziales Umfeld. Insbesondere die neue Lebensgefährtin bringt ihm viel Verständnis entgegen, wodurch er sich gestärkt sehe. Als positiv erlebt er, dass er es nach der früheren Therapie gelernt habe, über seine Gefühle zu sprechen und Hilfe in Anspruch zu nehmen, ohne hierbei Scham zu erleben.

Obwohl bei insgesamt mäßig integrierter Struktur (Achse IV) und primär passiv verarbeitetem neurotischem Selbstwertkonflikt (Achse III) Vulnerabilitäten nach OPD-3 vorliegen, kann der Patient die vorhandenen Ressourcen (Achse I) und die Erkenntnisse der früheren Therapie nutzen, sodass er im Verlauf weniger probatorischer Sitzungen das Ereignis hinter sich lassen kann. Es kommt weder zu einer spezifischen Traumafolgestörung noch zu einem erneuten Aufflammen der depressiven Symptomatik.

6.2.4 Prototyp D

Ein 37-jähriger Kundenberater im Außendienst wird von einem Klienten, um den er sich bis dahin sehr bemüht hatte, unter Vortäuschung falscher Tatsachen angerufen und um ein Treffen gebeten. Bei diesem bittet der Klient ihn, zu sich ins Auto zu steigen. Dort bedroht er ihn mit einem Messer und zwingt ihn, eine Bürgschaft für ihn zu unterschreiben, da er sonst vor dem finanziellen Ruin stünde. Der vor Angst wie gelähmte Patient bemüht sich anfangs noch darum, ein beruhigendes Gespräch zu führen, erlebt sich aber zunehmend ausgeliefert und ohnmächtig, da der Mann zunehmend aggressiver wird. Nach einigen Minuten unterschreibt er die Bürgschaft und wird dann an einem Autobahnparkplatz aus dem Fahrzeug gelassen. Nach einem

Zustand peritraumatischer Dissoziation unklarer Dauer alarmiert der Patient die Polizei, die den Täter wenig später auch festnehmen kann. Neben der unmittelbaren Erschütterung durch das Ereignis und früh auftretenden Belastungssymptomen reagiert der Patient auf das Erlebte mit starker Kränkungswut und Enttäuschung.

In der vertieften Diagnostik, die der Patient nach Beratung durch eine Opferschutzbeauftragte der Polizei in einer Trauma-Ambulanz in Anspruch nimmt, lassen sich bei dem Patienten ein vorbestehender, primär aktiv verarbeiteter Selbstwertkonflikt und ein ebenfalls aktiv verarbeiteter Versorgung-versus-Autarkie-Konflikt diagnostizieren (Achse III). Hieraus resultierende dysfunktionale Beziehungsmuster sind überdauernd im Vorfeld des Ereignisses in verschiedenen Beziehungskontexten nachweisbar (Achse II). In dysfunktionaler Weise neigt der Patient u.a. in seiner beruflichen Tätigkeit zu übermäßigem Engagement und persönlichem Einsatz und riskierte dadurch auch immer wieder Konflikte mit Kollegen und Vorgesetzten. Die Anerkennung und Bewunderung seiner Klienten sind für ihn von sehr hoher Bedeutung, er verlässt dadurch immer wieder die Ebene professioneller Arbeitsbeziehungen (und stieg deshalb auch zu dem Täter in dessen Auto). Bezüglich eigener Bedürfnisse und Grenzen zeigte er sich immer wieder autark und bedürfnislos. Im Kontaktverhalten präsentiert er sich forciert selbstsicher bis arrogant, teilweise auch entwertend. Es lässt sich ein mäßig integriertes Strukturniveau diagnostizieren (Achse IV) mit Neigung zur Übersteuerung von Affekten und Impulsen. Konfliktbedingt fällt es ihm schwer, psychosoziale Unterstützung in Anspruch zu nehmen (Achse I), und er empfindet es sogar als Entwertung und Beschämung, darauf angewiesen zu sein.

Das Ereignis imponiert neben der erlebten Bedrohung als schwere Kränkung und Enttäuschung für den Patienten, was zu einer Aktualisierung der nachweisbaren Konflikte führt. Neben einer PTBS entwickelt sich komorbid ein depressives Syndrom mit starker Verbitterung. Der Zugang zu Ressourcen und psychosozialer Unterstützung ist hierüber deutlich erschwert, wodurch sich Therapie- und Veränderungshemmnisse ausbilden. Trotz traumaspezifischer Therapie und Initiierung einer längerfristigen konfliktzentrierten Weiterbehandlung kommt es im Verlauf der Therapie nur zu einer Teilremission der Beschwerden. Auch eine Chronifizierung ist zu befürchten.

6.3 PTBS mit spätem Beginn

Ein 37-jähriger Krankenpfleger stellt sich auf Anraten seines Hausarztes mit dem Vollbild einer PTBS und einer depressiven Erschöpfung in einer psychosomatisch-psychotherapeutischen Ambulanz vor. Seine Arbeit in einer Notaufnahme, das Retten anderer Menschen, auf das er in den letzten Jahren sein Leben ausgerichtet habe und das ihm sehr viel bedeute, schaffe er nun erstmalig nicht mehr. Auf Nachfrage berichtet der Patient von mehreren sexuellen Übergriffen durch einen entfernten Verwandten in seiner Kindheit, über die er bisher mit niemandem gesprochen habe. Im Verlauf des Gespräches wird deutlich, dass seine Schwester ein Kind bekommen hat, das nun in dem Alter ist, in dem er beim ersten sexuellen Übergriff gewesen war. Nun sei erstmalig ein Kontakt zwischen der Familie der Schwester, die von seinen Erfahrungen nichts wisse, und dem innerfamiliären Täter von damals im Rahmen eines Ferienbesuches geplant. Er hätte das selber nicht in einen Zusammenhang gebracht, aber beim Sprechen darüber wird ihm klar, dass es einen offensichtlichen zeitlichen Zusammenhang gebe zwischen dem Zeitpunkt, an dem er vom Vorhaben der Schwester erfahren habe, und dem Beginn seiner Symptome.

Aus einer OPD-Perspektive lässt sich beim Patienten ein vorbestehender Individuations-Abhängigkeits-Konflikt (Achse III) beschreiben, der zumindest in den letzten Jahren aktiv im Sinne der Vermeidung enger Beziehungen verarbeitet wurde. Hier besteht die Besonderheit, dass sich dieser Konflikt möglicherweise reaktiv im Kontext des Versuches einer kindlichen Traumaverarbeitung entwickelt oder verstärkt hat. Differenzialdiagnostisch ließe sich zudem vermuten, dass der Individuations-Abhängigkeits-Konflikt im Dienste der Abwehr von frühen Versorgungs- und Schutzbedürfnissen stehen könnte. Diese Ideen lassen sich vor dem Hintergrund des langen Zurückliegens der Traumaereignisse jedoch nicht sicher genug feststellen, sodass sie zwar als klinische Hypothesen gleichsam im Hinterkopf bleiben sollten, jedoch nicht in der formalen OPD-Diagnostik ihre Abbildung finden. Seit dem Beginn der Symptomatik besteht ein eher gemischtes Bild mit einem Wechsel von Distanz und z. B. auch seine Schwester überfordernden Wünschen nach Nähe. In Bezug auf Achse II sind zwei Dinge zu beobachten: Zum einen steht ein interpersonelles Muster der Kontrolle von anderen seit Beginn der PTBS-Symptomatik weniger im Fokus; ganz im Gegenteil werden nun die anderen als tendenziell bedrohlicher und die eigene Reaktion als hilfloser und bedürftiger beschrieben. In Bezug auf die Strukturachse (Achse III) findet sich bei einer insgesamt mäßigen Integration eine Verschlechterung struktureller Fähigkeiten insbesondere in der Objektwahrnehmung.

Aus einer zusammenfassenden psychodynamischen Perspektive kommt es durch die Möglichkeit, dass dem Sohn seiner Schwester etwas Ähnliches widerfahren könnte wie ihm, zu einer Destabilisierung einer bis dahin subjektiv erfolgreichen konflikthaften Lösung des Umganges mit dem Erlebten. Diese war geprägt vom Vermeiden enger Beziehungen und von einer im wörtlichen Sinne Lebensretter-Identität durch seine Arbeit in einer Notaufnahme sowie tendenziell eher kontrollierenden Beziehungsmustern. In Bezug auf das Konfliktthema ist nun ein Wechsel im Verarbeitungsmodus zu beobachten, ebenso kleinere Veränderungen im Beziehungserleben und strukturellen Fähigkeiten.

Vor dem Hintergrund des Konfliktthemas und der bisher nicht besonders stark ausgeprägten interpersonellen Ressourcen sowie bei einem tendenziell und auch aus einer Traumaperspektive besonders herausfordernden Beruf besteht ein mittleres Chronifizierungsrisiko. Daher wird dem Patienten eine stationäre Therapie mit psychodynamisch-traumafokussiertem Schwerpunkt sowie eine anschließende ambulante Psychotherapie empfohlen.

7 Zusammenfassung und Ausblick

Diagnostik und Therapie von Traumafolgestörungen: Die Diagnostik und die Behandlung von Traumafolgestörungen sind mit besonderen Herausforderungen verbunden. Im klinischen Alltag sind Psychotherapeut:innen, Ambulanzen und Kliniken immer häufiger mit Ein- und Zuweisungen konfrontiert, die eine PTBS zumindest als Komorbidität aufführen, verbunden mit der Idee, dass eine traumafokussierte Vorgehensweise die Patient:innen von allen Beschwerden befreie. Einerseits ist die Zunahme von Wissen über und Sensibilität bezüglich Traumatisierungen und Traumafolgestörungen eine wichtige Errungenschaft des Feldes der Psychotraumatologie sowie gesellschaftspolitischer Akteur:innen und Betroffener. Die Kehrseite davon liegt mitunter in der undifferenzierten Verwendung von Begrifflichkeiten, oft verbunden mit einem unspezifischen Behandlungsauftrag zur Traumatherapie, ohne dass bei Zuweiser:innen oder Betroffenen konkrete Vorstellungen existieren, was dies tatsächlich beinhalten soll.

Erst im Zuge ausführlicher persönlicher Diagnostik der so Zugewiesenen lässt sich dann tatsächlich ermessen, was sich hinter diesen Begrifflichkeiten verbirgt. In vielen Fällen sind die diagnostischen Kriterien einer PTBS gar nicht erfüllt und auch die Diagnose der komplexen Traumafolgestörung orientiert sich selten an etablierten Forschungskriterien. Vielmehr scheint es manchmal so, als ob Zuweiser:innen mit der PTBS-Diagnose vor allem ausdrücken wollen, dass die Betroffenen in irgend einer Form belastenden Ereignissen ausgesetzt waren, für die jemand anderes die Schuld trägt und auf die sie mit psychischer Symptombildung reagiert haben. Ob es sich dabei tatsächlich um traumatische Ereignisse im engen Sinne oder um unspezifische belastende Lebensereignisse handelte, muss dann ebenfalls im diagnostischen Prozess geklärt werden.

Die Diagnose der spezifischen Traumafolgestörung oder psychischen Traumatisierung droht dadurch zu einem Platzhalter für ein unscharf definiertes Konglomerat unterschiedlichster Lebensbelastungen zu werden, sodass plötzlich alles zur „Traumafolge“ wird und sich jeder als traumatisiert erlebt, was nebenbei zur Folge hat, dass nichttraumabedingte Beschwerden mitunter wie Schwierigkeiten zweiter Klasse abgetan werden. Damit wird auch der oftmals unreflektiert vorgetragene Auftrag nach „Traumatherapie“ zu einem nicht unerheblichen Belastungstest in der Anfangsphase des therapeutischen Beziehungsaufbaus. Denn es muss zunächst geklärt werden, was Traumatherapie überhaupt ist, was diese leisten kann und soll – und vor allen Dingen inwieweit dies für den individuellen Patienten bzw. die individuelle Patientin tatsächlich indiziert erscheint.

Dies ist umso wichtiger, da die spezielle Psychotraumatologie mittlerweile tatsächlich über umfangreiche störungsspezifische Therapiemethoden verfügt (z.B. die EMDR-Methode und innerhalb der kognitiven Verhaltenstherapie die Traumaexposition bzw. die Narrative Expositionsbehandlung [NET]), über die fokussiert in einem zeitlich gut überschaubaren Rahmen viele spezifische Symptome einer PTBS zur Remission gebracht werden können, wenn die entsprechenden Voraussetzungen bei den individuellen Betroffenen erfüllt sind.

Gleichzeitig wäre es aber falsch, die spezifische konfrontative Traumatherapie im oben angeführten Sinne mit Traumatherapie per se gleichzusetzen. Vielmehr ist die Traumakonfrontation als eine Methode innerhalb einer integrierten Traumatherapie anzusehen, die dann zum Einsatz kommt, wenn spezifische Symptome einer Traumafolgestörung vorliegen, die wissenschaftlich nachgewiesen positiv auf konfrontative Techniken ansprechen, was insbesondere für die intrusive Symptomatik und das Arousal gilt.

Traumatherapie muss aber mehr sein als die Anwendung einer isolierten Methode. Wie wir ausführlich dargestellt haben, tritt das traumatische Lebensereignis nicht im „luftleeren Raum“, d.h. in einem ahistorischen Kontext auf, sondern es wird erfahren von einem Menschen, der bereits eine individuelle Lebens- und Bindungsgeschichte hinter sich hat, wodurch sich seine individuelle Psychodynamik entwickeln konnte. Eine auf Integration des Erlebten abzielende Psychotraumatherapie, die die Psychodynamik unbeachtet lässt, greift zwangsläufig in vielen Fällen zu kurz – dies sind oftmals die Patient:innen, bei denen dann weniger erfahrene Behandler:innen oder auch Berufsgenossenschaften verwundert sind, dass die kurzfristigen Methoden nicht so greifen, wie sie es erwarten würden. Es geht also darum, eine individualisierte Psychodynamik als Grundlage einer personalisierten Psychotherapie zu erfassen. Diese Psychodynamik ließ sich bislang bereits über die OPD diagnostisch valide und reliabel erfassen.

Zweistufiger Betrachtungsprozess im Zusatzmodul „Psychotraumatologie“: Der Mehrwert dieses Manuals liegt darin, diese Beurteilung der psychodynamischen Grundvoraussetzungen durch einen zweistufigen Betrachtungsprozess um die Effekte traumatischer Lebensereignisse innerhalb der Psychodynamik zu erweitern. Dabei wird ausgegangen von der Grundannahme, dass die individuelle Psychodynamik einen Einfluss darauf nimmt, wie potenziell traumatische Ereignisse erlebt, bewertet und verarbeitet werden – sowohl in Richtung eines protektiven Bewältigungsfaktors als auch hinsichtlich einer Vulnerabilität für die Entwicklung spezifischer und unspezifischer Traumafolgestörungen.

Dieser Ansatz ist dem Anspruch der OPD verpflichtet, dass sie mittlerweile auch ein Instrument der Therapieplanung und Fokusableitung ist. Eine gute und zielorientierte Therapieplanung in der Traumatherapie kann aber nur gelingen, wenn sie neben den Erfordernissen der spezifischen Traumakonfrontation zur Reduktion von Symptomatik auch die Psychodynamik berücksichtigt, da nur hierüber auch die langfristige Integration des Erlebten möglich wird.

Worauf sich Anwender:innen einlassen müssen, ist die zweistufige Betrachtungsweise im diagnostischen Prozess: Zum einen die psychodynamische Ausgangssituation vor dem Ereignis zu erfassen und zum anderen seinen diagnostischen Blick begleitend stets auf die Frage zu lenken, was durch und seit dem traumatischen Ereignis an Veränderungen eingetreten ist und was eventuell nicht mehr so gelingt wie früher. Wir gehen also davon aus, dass das Traumaereignis auf spezifische und individuelle psychodynamische Ausgangsvoraussetzungen trifft, die mit den diagnostischen Möglichkeiten der OPD-3 zu erfassen und darzustellen sind. Diese bilden zugleich die spezifischen Bedingungen aus Vulnerabilitäten und Ressourcen, die das Erleben und die Verarbeitung des potenziell traumatischen Ereignisses beeinflussen und zugleich von diesem beeinflusst werden. Diese wechselseitigen Beeinflussungsprozesse und die Auswirkungen des Ereignisses auf die Psychodynamik des Individuums sind damit in einem zweiten diagnostischen Betrachtungsschritt zu klären und unter Zuhilfenahme dieses Moduls zu operationalisieren.

Hierüber erst kann spezifische Symptomatik von Psychodynamik abgegrenzt werden, zugleich werden Ressourcen und protektive Faktoren ermittelbar und Vulnerabilitäten und Therapiehemmnisse frühzeitig erkennbar.

Arbeitsmaterialien des Trauma-Moduls

Die folgende Tabelle A1 soll den inhaltlichen Zusammenhang der Items des Trauma-Moduls (Zellen blau hervorgehoben) und den bereits bestehenden Items im OPD-3-Grundmanual (Zellen ausgegraut) optisch darstellen. Für die eigentliche Anwendung des Ratingbogens (Download aus der Mediathek, s. Hinweise auf S. 105), werden nur noch die einzelnen Items des Trauma-Moduls verwendet.

Tabelle A1: Ratingbogen Ereignisverarbeitung in Bezug zum Ratingbogen des Grundmanuals.

<table>
<tr><th colspan="5">OPD-3 Ratingbogen Achse I:
Psychische Störungen, Krankheitserleben und Behandlungsvoraussetzungen.</th></tr>
<tr><td>2.3</td><td colspan="4">Psychische und Psychosomatische Störungen</td></tr>
<tr><td rowspan="15"></td><td>1A Psychische Störungen/ Verhaltensstörungen</td><td colspan="3">ICD oder DSM</td></tr>
<tr><td>Hauptdiagnose (Referenzdiagnose)</td><td colspan="3"></td></tr>
<tr><td rowspan="3">weitere Diagnosen</td><td colspan="2"></td><td></td></tr>
<tr><td colspan="2"></td><td></td></tr>
<tr><td colspan="2"></td><td></td></tr>
<tr><td>1B Körperliche Erkrankungen</td><td colspan="3">ICD</td></tr>
<tr><td>Hauptdiagnose</td><td colspan="2"></td><td></td></tr>
<tr><td rowspan="3">weitere Diagnosen</td><td colspan="2"></td><td></td></tr>
<tr><td colspan="2"></td><td></td></tr>
<tr><td colspan="2"></td><td></td></tr>
<tr><td>Alter: ____ Jahre</td><td>Geschlecht: m / w / d</td><td colspan="2">Erhebungszeitpunkt ____ / ____</td></tr>
<tr><td rowspan="2">Aktuell in Behandlung</td><td colspan="2">○ ja ○ nein</td><td>○ ambulant ○ stationär</td></tr>
<tr><td colspan="2">○ psychiatrisch</td><td>○ psychotherapeutisch</td></tr>
<tr><td>Aktuelle psychotrope Medikation</td><td colspan="2">○ Antidepressiva
○ Antipsychotika
○ Analgetika/Antiepileptika</td><td>○ Phasenprophylaktika
○ Sedativa
○ Sonstige</td></tr>
<tr><td colspan="4"></td></tr>
<tr><td>T1C</td><td>Indexereignis (Angabe Patient:in)</td><td colspan="2"></td><td></td></tr>
</table>

<table>
<tr><th>2.4</th><th colspan="7">Psychische und Psychosomatische Störungen</th></tr>
<tr><td>2.4.1</td><td>globale Schwere der Störung</td><td>⓪</td><td>①</td><td>②</td><td>③</td><td>④</td><td>⑨</td></tr>
<tr><td>T2.4.1.1</td><td>Objektive Schwere des Ereignisses (Perspektive Untersucher:in)</td><td>⓪</td><td>①</td><td>②</td><td>③</td><td>④</td><td>⑨</td></tr>
</table>

T2.4.1.2	Subjektive Schwere des Ereignisses (Perspektive Patient:in)	⓪	①	②	③	④	⑨
T2.4.1.3	Traumakriterien (DSM-5) erfüllt?	○ Ja		○ Nein			⑨
T2.4.1.4	Art des Ereignisses	○ Gewalt	○ Unfall	○ Naturereignis	○ Krankheit	○ Sonstige	⑨
T2.4.1.5	Beteiligung	○ direkt		○ indirekt		○ beides	⑨
	T2.4.1.5.1 Falls indirekt betroffen (oder beides): Beziehungsverhältnis zu direkten Ereignisbeteiligten		○ sehr nah	○ nah	○ bekannt	○ unbekannt	⑨
T2.4.1.6	Anzahl Mitbetroffener		○ alleine	○ zu zweit	○ Kleingruppe	○ Großschaden	⑨
2.4.2	GAF: Maximalwert der letzten 7 Tage Symptomatik Berufliche Funktionen soziale Funktionen	____ ____ ____		Gesamt ____			⑨
2.4.3	EQ-5D-Modifiziert Summe: ____ Itemwerte	1. ____ 2. ____ 3. ____ 4. ____					⑨

2.5	**Dauer und Verlauf der Erkrankung/des Problems**		
2.5.1	Dauer der aktuellen psychischen Störung	○ < 6 Monate ○ 6–24 Monate ○ 2–10 Jahre ○ > 10 Jahre	⑨
2.5.2	andere Vorerkrankungen	____ ____ ____	⑨
2.5.3	chronischer Verlauf der aktuellen psychischen Symptomatik (wenn Symptomatik länger als 6 Monate besteht)	Verlauf der Symptomschwere ○ gleichbleibend ○ abnehmend ○ progredient Weitere Angaben zum Verlauf ○ ohne Schwankungen ○ fluktuierend ○ phasenhaft-remittierend ○ schubförmig progredient	⑨

T2.5.4	Zeitlicher Typus des Ereignisses	○ einmaliges Ereignis		○ wiederholtes Ereignis			⑨

T2.5.5	Objektive Dauer des Ereignisses	○ < 1 Minute	○ Minuten	○ Stunden	○ Tage	○ > Wochen	⑨
T2.5.6	Subjektive Dauer des Ereignisses	○ < 1 Minute	○ Minuten	○ Stunden	○ Tage	○ > Wochen	⑨
T2.5.7	Zeit seit Ereignis	○ < 4 Wochen	○ 4–8 Wochen	○ 2–6 Monate	○ 6–12 Monate	○ > 12 Monate	⑨
T2.5.8	Anzahl früherer Ereignisse	0	1	2–3	4–6	> 6	⑨

2.6	**Krankheitskonzepte**						
2.6.1	somatisch	⓪	①	②	③	④	⑨
2.6.2	external – sozial	⓪	①	②	③	④	⑨
2.6.3	external – alternativ	⓪	①	②	③	④	⑨
2.6.4	intrapsychisch	⓪	①	②	③	④	⑨
T2.6.5	Ereignisbezogenes Krankheitskonzept	⓪	①	②	③	④	⑨

2.7	**Veränderungs- und Behandlungskonzepte**						
2.7.1	somatisch	⓪	①	②	③	④	⑨
2.7.2	external – sozial	⓪	①	②	③	④	⑨
2.7.3	external – alternativ	⓪	①	②	③	④	⑨
2.7.4	psychotherapeutisch	⓪	①	②	③	④	⑨
T2.7.5	Ereignisbezogenes Behandlungskonzept	⓪	①	②	③	④	⑨

2.8.1	**Veränderungsressourcen**						
2.8.1.1	Leidensdruck	⓪	①	②	③	④	⑨
2.8.1.2	Umgang mit der Erkrankung (Coping)	⓪	①	②	③	④	⑨
2.8.1.3	psychosoziale Unterstützung	⓪	①	②	③	④	⑨
T2.8.1.3.1	Ereignisbezogene psychosoziale Unterstützung	⓪	①	②	③	④	⑨
2.8.1.4	Offenheit	⓪	①	②	③	④	⑨

2.8.2	**Veränderungshemmnisse**						
2.8.2.1	äußere Veränderungshemmnisse	⓪	①	②	③	④	⑨
T2.8.2.1.1	Fortbestehender Kontakt zu mit dem Ereignis in Verbindung stehenden Situationen/Personen	⓪	①	②	③	④	⑨
T2.8.2.1.2	Vermeidungsverhalten in Bezug auf mit dem Ereignis in Verbindung stehende Situationen/ Personen	⓪	①	②	③	④	⑨
2.8.2.2	innere Veränderungshemmnisse	⓪	①	②	③	④	⑨
2.8.2.3	sekundärer Krankheitsgewinn	⓪	①	②	③	④	⑨

2.9	Psychotherapie – Veränderungsstrategien und Ziele						
2.9.1	Symptomreduktion	⓪	①	②	③	④	⑨
2.9.2	Reflexion und Klärung	⓪	①	②	③	④	⑨
2.9.3	emotionale Unterstützung	⓪	①	②	③	④	⑨
2.9.4	aktive Anleitung	⓪	①	②	③	④	⑨

T2.10	Erleben von Emotionen während des Ereignisses						
T2.10.1	Angst/Bedrohung	⓪	①	②	③	④	⑨
T2.10.2	Hilflosigkeit/Kontrollverlust	⓪	①	②	③	④	⑨
T2.10.3	Schuld	⓪	①	②	③	④	⑨
T2.10.4	Scham/Selbstvorwürfe	⓪	①	②	③	④	⑨
T2.10.5	Ärger/Wut auf Täter	⓪	①	②	③	④	⑨
T2.10.6	Ärger/Wut auf sich selbst	⓪	①	②	③	④	⑨
T2.10.7	Verbitterung	⓪	①	②	③	④	⑨
T2.10.8	Resignation/Hilflosigkeit	⓪	①	②	③	④	⑨
T2.10.9	Dissoziation/Gefühlsleere	⓪	①	②	③	④	⑨

T2.11	Aktuelles Erleben von Emotionen in Bezug auf das Ereignis						
T2.11.1	Angst/Bedrohung	⓪	①	②	③	④	⑨
T2.11.2	Hilflosigkeit/Kontrollverlust	⓪	①	②	③	④	⑨
T2.11.3	Schuld	⓪	①	②	③	④	⑨
T2.11.4	Scham/Selbstvorwürfe	⓪	①	②	③	④	⑨
T2.11.5	Ärger/Wut auf Täter	⓪	①	②	③	④	⑨
T2.11.6	Ärger/Wut auf sich selbst	⓪	①	②	③	④	⑨
T2.11.7	Verbitterung	⓪	①	②	③	④	⑨
T2.11.8	Resignation/Hilflosigkeit	⓪	①	②	③	④	⑨
T2.11.9	Dissoziation/Gefühlsleere	⓪	①	②	③	④	⑨

Achse II

Falls sich ein vorbestehendes Beziehungsmuster seit einem Ereignis der letzten 5 Jahre verändert hat:

Perspektive A: das Erleben der Patient:in

Patient:in erlebt sich (P: P)	Patient:in erlebt andere (P: A)
Item-Nr./Text	Item-Nr./Text

seit dem Ereignis

Item-Nr./Text	Item-Nr./Text

Perspektive B: das Erleben der anderen (auch der Untersucher:in)

andere erleben Patient:in (A: P)	andere erleben sich (A: A)
Item-Nr./Text	Item-Nr./Text

seit dem Ereignis

Item-Nr./Text

<table>
<tr><th colspan="17">Achse III</th></tr>
<tr><td colspan="7">Biografisch repetitiv-motivationale Konfliktthemen</td><td colspan="5">Biografisch dominanter Verarbeitungsmodus</td></tr>
<tr><td></td><td>• Konfliktspannungen (KS)
• neurotische Konflikte (NK)
• konflikthaft-motivationale Schemata (KMS)</td><td>nicht vorhanden/nicht sichtbar</td><td>wenig bedeutsam</td><td>bedeutsam</td><td>sehr bedeutsam</td><td>bitte noch nachexplorieren</td><td>vorwiegend passiv</td><td>gemischt eher passiv</td><td>gemischt wechselnd</td><td>gemischt eher aktiv</td><td>vorwiegend aktiv</td></tr>
<tr><td>K1</td><td>Abhängigkeit vs. Individuation</td><td>0</td><td>1</td><td>2</td><td>3</td><td>9</td><td>p+</td><td>p</td><td>p/a</td><td>a</td><td>a+</td></tr>
<tr><td>K2</td><td>Unterwerfung vs. Kontrolle</td><td>0</td><td>1</td><td>2</td><td>3</td><td>9</td><td>p+</td><td>p</td><td>p/a</td><td>a</td><td>a+</td></tr>
<tr><td>K3</td><td>Versorgung vs. Autarkie</td><td>0</td><td>1</td><td>2</td><td>3</td><td>9</td><td>p+</td><td>p</td><td>p/a</td><td>a</td><td>a+</td></tr>
<tr><td>K4</td><td>Selbstwertkonflikt</td><td>0</td><td>1</td><td>2</td><td>3</td><td>9</td><td>p+</td><td>p</td><td>p/a</td><td>a</td><td>a+</td></tr>
<tr><td>K5</td><td>Schuldkonflikt</td><td>0</td><td>1</td><td>2</td><td>3</td><td>9</td><td>p+</td><td>p</td><td>p/a</td><td>a</td><td>a+</td></tr>
<tr><td>K6</td><td>Ödipaler Konflikt</td><td>0</td><td>1</td><td>2</td><td>3</td><td>9</td><td>p+</td><td>p</td><td>p/a</td><td>a</td><td>a+</td></tr>
<tr><td>K7</td><td>Identitätskonflikt</td><td>0</td><td>1</td><td>2</td><td>3</td><td>9</td><td>p+</td><td>p</td><td>p/a</td><td>a</td><td>a+</td></tr>
<tr><td>K0</td><td>Abgewehrte Konflikt- und Gefühlswahrnehmung</td><td>0</td><td>1</td><td>2</td><td>3</td><td>9</td><td>p+</td><td>p</td><td>p/a</td><td>a</td><td>a+</td></tr>
</table>

<table>
<tr><td colspan="2" rowspan="2">Aktueller Hauptkonflikt (AHK)/ Bedeutsamkeit</td><td colspan="4" rowspan="2">Struktur</td><td colspan="5">Aktueller Verarbeitungsmodus</td></tr>
<tr><td>vorwiegend passiv</td><td>gemischt eher passiv</td><td>gemischt wechselnd</td><td>gemischt eher aktiv</td><td>vorwiegend aktiv</td></tr>
<tr><td>AHK 1</td><td>................................/........</td><td rowspan="2">KS</td><td rowspan="2">NK</td><td rowspan="2">KMS</td><td></td><td>p+</td><td>p</td><td>p/a</td><td>a</td><td>a+</td></tr>
<tr><td>AHK 2</td><td>................................/........</td><td></td><td>p+</td><td>p</td><td>p/a</td><td>a</td><td>a+</td></tr>
</table>

				Falls NK:			
				Lebensereignis (< 5 Jahre)?	ja ①		nein ⓪
				vorher Konfliktspannung (KS)?	ja ①		nein ⓪

Sicherheit der Konflikteinschätzung							unsicher				sehr sicher
							①	②	③	④	⑤

Achse IV							
Zeitliches Variabilitätsrating							
Zeitliches Variabilitätsrating							
Variabilität des Strukturniveaus	nein ⓪		ja ①				n. b. ⑨
Weiter, falls ja ①:							
aktuelles Strukturniveau	Ausgangs-niveau ⓪		schlech-ter ①		besser ②		n. b. ⑨
Ausmaß der Variabilität	±1 ◯		±2 ◯		±3 ◯		n. b. ⑨
Dauer der Auslenkung(en)	< 3 ◯ Monate	3–6 ◯ Monate	6–12 ◯ Monate	1–2 ◯ Jahre	> 2–3 ◯ Jahre	> 3 ◯ Jahre	n. b. ⑨
Ursache der Auslenkung (Erkrankung/Traumatisierung)							n. b. ⑨
Betroffene Strukturdimension							
	◯ Wahrneh-mung	◯ Steuerung	◯ Abwehr	◯ Kommuni-kation	◯ Bindung	◯ Gesamt	n.b. ⑨

⓪ = nicht ausgeprägt, ② = mittelmäßig ausgeprägt, ④ = sehr hoch ausgeprägt, ⑨ = nicht beurteilbar

Glossar

Trauma: Hierzu wird aktuell auf die Definition des DSM-5 verwiesen und diese hier nicht explizit dargestellt. Wenn im weiteren Zeitverlauf die ICD-11 in Verwendung ist, wird deren Definition gültig.

Typ-I-Trauma: ein kurz andauerndes, einmaliges Ereignis von akuter Bedrohung mit plötzlichem und überraschendem Eintreten (z. B. Unfälle, Gewaltverbrechen, Naturkatastrophen)

Typ-II-Trauma: länger anhaltende und/oder wiederholt auftretende Ereignisse von akuter Bedrohung mit einem hohen Maß an Ausgeliefertsein und nur eingeschränkter Vorhersehbarkeit (z. B. Missbrauch, Kriegserlebnisse, Haft, Folter)

Komplextraumatisierung: ein als Folge von Typ-II-Traumatisierungen auftretendes Zustandsbild mit erheblichen Beeinträchtigungen des Erlebens, Denkens, Fühlens und auch der Interaktion mit der Umwelt (Störungen der Emotionsregulation und Impulskontrolle, der Aufmerksamkeit und des Bewusstseins, der Selbstwahrnehmung, der Beziehungen, der Lebenseinstellungen, verstärkte Somatisierung)

Strukturelle Delle: Beschreibung einer singulär geringeren Integrationsstufe in einer Strukturdimension der Achse IV, die sich „signifikant“ vom übrigen Integrationsniveau unterscheidet, beispielsweise bei traumabedingter Psychopathologie eine Gereiztheit und Impulsivität (Steuerung = gering), die vor dem Ereignis nicht bestand und dem sonstigen „übersteuernden“ Integrationsniveau (mäßig integriert) nicht entspricht

Literatur

Andrews, B., Brewin, C.R., Philpott, R. & Stewart, L. (2007). Delayed-onset posttraumatic stress disorder: a systematic review of the evidence. *American Journal of Psychiatry, 164*(9), 1319–1326. https://doi.org/10.1176/appi.ajp.2007.06091491

Arbeitskreis OPD (Hrsg.). (2023). *Operationalisierte Psychodynamische Diagnostik OPD-3. Das Manual für Diagnostik und Therapieplanung*. Bern: Hogrefe.

Bonanno, G.A., Westphal, M. & Mancini, A.D. (2011). Resilience to Loss and Potential Trauma. *Annual Review of Clinical Psychology, 7*, 511–535. https://doi.org/10.1146/annurev-clinpsy-032210-104526

Cannon, W.B., Foa, R.P. & Foa, P.P. (1915). *Bodily changes in pain, hunger, fear and rage: an account of recent researches into the function of emotional excitement*. New York, London: D. Appleton and Company.

Carlson, E.B., Palmieri, P.A., Field, N.P., Dalenberg, C.J., Macia, K.S. & Spain, D.A. (2016). Contributions of risk and protective factors to prediction of psychological symptoms after traumatic experiences. *Comprehensive Psychiatry, 69*, 106–115. https://doi.org/10.1016/j.comppsych.2016.04.022

Cassidy, J. (2016). The nature of the child's ties. In J. Cassidy & P.R. Shaver (Eds.), *Handbook of attachment: Theory, research and clinical applications* (3rd. ed., pp. 3–24). New York, NY: Guilford Press.

Cavicchioli, M., Scalabrini, A., Northoff, G., Mucci, C., Ogliari, A. & Maffei, C. (2021). Dissociation and emotion regulation strategies: A meta-analytic review. *Journal of Psychiatric Research, 143*, 370–387. https://doi.org/10.1016/j.jpsychires.2021.09.011

De Jongh, A., Resick, P.A., Zoellner, L.A., van Minnen, A., Lee, C.W., Monson, C.M., … Rauch, S.A. (2016). Critical analysis of the current treatment guidelines for complex PTSD in adults. *Depression and Anxiety, 33*(5), 359–369. https://doi.org/10.1002/da.22469

Del Giudice, M., Ellis, B.J. & Shirtcliff, E.A. (2011). The Adaptive Calibration Model of stress responsivity. *Neuroscience and biobehavioral reviews, 35*(7), 1562–1592. https://doi.org/10.1016/j.neubiorev.2010.11.007

Dinger, U., Barrett, M.S., Zimmermann, J., Schauenburg, H., Wright, A.G., Renner, F., … Barber, J.P. (2015). Interpersonal problems, dependency, and self-criticism in major depressive disorder. *Journal of Clinical Psychology, 71*(1), 93–104. https://doi.org/10.1002/jclp.22120

Ehlert-Balzer, M. (1996). Das Trauma als Objektbeziehung. *Forum der Psychoanalyse, 12*, 291–314.

Ehrenthal, J.C., Schöckel, A., Nikendei, C., Dinger, U., Schauenburg, H. & Lambert, L. (2020). Gruppentherapie zu Stabilisierung und Selbstregulation bei posttraumatischer Belastungsstörung (STABILI-T). *Psychotherapeut, 65*(8), 264–271. https://doi.org/10.1007/s00278-020-00434-w

Ehrenthal, J.C. & Seiffge-Krenke, I. (2020). Innovative didaktische Konzepte für die psychodynamische Ausbildung. *Forum der Psychoanalyse, 36*, 39–56. https://doi.org/10.1007/s00451-020-00379-5

Ehrenthal, J.C., Stoffel, M. & Ditzen, B. (2019). Psychobiologische Aspekte der Traumafolgestörungen. *PiD – Psychotherapie im Dialog, 20*(2), 100–104. https://doi.org/10.1055/a-0771-4890

Engel, S., Klusmann, H., Laufer, S., Pfeifer, A.C., Ditzen, B., van Zuiden, M., ... Schumacher, S. (2019). Trauma exposure, posttraumatic stress disorder and oxytocin: A meta-analytic investigation of endogenous concentrations and receptor genotype. *Neuroscience and biobehavioral reviews, 107*, 560–601. https://doi.org/10.1016/j.neubiorev.2019.08.003

Falkai, P. & Wittchen, H.-U. (2018). *Diagnostisches und Statistisches Manual Psychischer Störungen DSM-5* (2., korrigierte Aufl.). Göttingen: Hogrefe. https://doi.org/10.1026/02803-000

Ferenczi, S. (1933). Sprachverwirrungen zwischen den Erwachsenen und dem Kind: Die Sprache der Zärtlichkeit und der Leidenschaft. *Internationale Zeitschrift für Psychoanalyse, XIX*, 5–15.

Fischer, G. & Riedesser, P. (1998). *Lehrbuch der Psychotraumatologie* (1. Aufl.). Stuttgart: Ernst Reinhardt UTB.

Fladden, C. (2006). Grundlagen einer psychodynamischen Traumatherapie. In A. Maercker & R. Rosner (Hrsg.), *Psychotherapie der posttraumatischen Belastungsstörungen: Krankheitsmodelle und Therapiepraxis* (S. 51–53). Lindau: Lindauer Psychotherapie-Module.

Freud, S. (1920). *Jenseits des Lustprinzips*. Leipzig: Internationaler Psychoanalytischer Verlag.

Freud, S. & Breuer, J. (1895). *Studien über Hysterie*. Frankfurt a.M.: S. Fischer.

Gershuny, B.S., Cloitre, M. & Otto, M.W. (2003). Peritraumatic dissociation and PTSD severity: do event-related fears about death and control mediate their relation? *Behaviour Research and Therapy, 41*(2), 157–166. https://doi.org/10.1016/S0005-7967(01)00134-6

Haltigan, J.D., Roisman, G.I. & Fraley, R.C. (2013). The predictive significance of early caregiving experiences for symptoms of psychopathology through midadolescence: enduring or transient effects? *Development and Psychopathology, 25*(1), 209–221. https://doi.org/10.1017/S0954579412000260

Heuft, G. (1990). Bedarf es eines Konzeptes der Eigenübertragung. *Forum der Psychoanalyse, 6*, 299–315.

Heuft, G. (2018). *Psychodynamische Gerontopsychosomatik*. Göttingen: Vandenhoeck & Ruprecht. https://doi.org/10.13109/9783666406416

Horowitz, M.J. (1976). *Stress response syndromes*. New York: Jason Aronson.

Horowitz, M.J. (1993). Stress-response syndromes. In J.P. Wilson & B. Raphael (Eds.), *International Handbook of Traumatic Stress Syndromes* (pp. 49–60). New York: Springer.

Horowitz, M.J. (1999). *Essential papers on post traumatic stress disorder*. New York: NYU Press.

Jowett, S., Karatzias, T., Shevlin, M. & Albert, I. (2020). Differentiating symptom profiles of ICD-11 PTSD, complex PTSD, and borderline personality disorder: A latent class analysis in a multiply traumatized sample. *Personality Disorders, 11*(1), 36–45. https://doi.org/10.1037/per0000346

Kessler, R.C., Sonnega, A., Bromet, E., Hughes, M. & Nelson, C.B. (1995). Posttraumatic stress disorder in the National Comorbidity Survey. *Archives of General Psychiatry, 52*(12), 1048–1060. https://doi.org/10.1001/archpsyc.1995.03950240066012

Kilpatrick, D.G., Resnick, H.S., Milanak, M.E., Miller, M.W., Keyes, K.M. & Friedman, M.J. (2013). National estimates of exposure to traumatic events and PTSD prevalence using DSM-IV and DSM-5 criteria. *Journal of Traumatic Stress, 26*(5), 537–547. https://doi.org/10.1002/jts.21848

Küchenhoff, J. (1994). Spezifitätsmodelle in der Psychosomatischen Medizin: Rückblick auf eine alte Kontroverse. *Zeitschrift für Psychosomatische Medizin und Psychoanalyse, 40*, 236–248.

Maercker, A. (2021). Development of the new CPTSD diagnosis for ICD-11. *Borderline Personality Disorder and Emotion Dysregulation, 8*(1), 7. https://doi.org/10.1186/s40479-021-00148-8

Masten, A.S. (2007). Resilience in developing systems: progress and promise as the fourth wave rises. *Development and Psychopathology, 19*(3), 921–930. https://doi.org/10.1017/S0954579407000442

Mikulincer, M. & Shaver, P.R. (2012). An attachment perspective on psychopathology. *World psychiatry: official journal of the World Psychiatric Association (WPA), 11*(1), 11–15. https://doi.org/10.1016/j.wpsyc.2012.01.003

Neuner, F. (2008). Stabilisierung vor Konfrontation in der Traumatherapie – Grundregel oder Mythos? *Verhaltenstherapie, 18*(2), 109–118. https://doi.org/10.1159/000134006

Park, C.L. (2010). Making sense of the meaning literature: an integrative review of meaning making and its effects on adjustment to stressful life events. *Psychological Bulletin, 136*(2), 257–301. https://doi.org/10.1037/a0018301

Reddemann, L. (2021). *Psychodynamisch Imaginative Traumatherapie* (11. Aufl.). Stuttgart: Klett Cotta.

Robinaugh, D.J., Marques, L., Traeger, L.N., Marks, E.H., Sung, S.C., Gayle Beck, J., ... Simon, N.M. (2011). Understanding the relationship of perceived social support to post-trauma cognitions and posttraumatic stress disorder. *Journal of Anxiety Disorders, 25*(8), 1072–1078. https://doi.org/10.1016/j.janxdis.2011.07.004

Seidler, G.H. (2012). *Psychotraumatologie. Das Lehrbuch*. Stuttgart: Kohlhammer. https://doi.org/10.17433/978-3-17-023560-1

Shapiro, F. (1998). *Eye Movement Desensitization and Reprocessing (EMDR)*. Paderborn: Junfermann.

Stoffel, M., Gardini, E., Ehrenthal, J. C., Abbruzzese, E. & Ditzen, B. (2020). Evaluation von Stressprävention und Stressbewältigung mittels epigenetischer Marker. *Verhaltenstherapie, 30*(1), 18–29. https://doi.org/10.1159/000505595

Strauß, B. (2015). Chancenungleichheit auf der Suche nach einem Therapieplatz. *Psychotherapeut, 60*(5), 389–396. https://doi.org/10.1007/s00278-015-0044-5

Tyrer, P., Crawford, M. & Mulder, R. (2011). Reclassifying personality disorders. *Lancet, 377*, 1814–1815. https://doi.org/10.1016/S0140-6736(10)61926-5

Utzon-Frank, N., Breinegaard, N., Bertelsen, M., Borritz, M., Eller, N. H., Nordentoft, M., ... Bonde, J. P. (2014). Occurrence of delayed-onset post-traumatic stress disorder: a systematic review and meta-analysis of prospective studies. *Scandinavian Journal of Work and Environmental Health, 40*(3), 215–229. https://doi.org/10.5271/sjweh.3420

Wittmann, L., Dimitrijevic, A., Ehlers, A., Foa, E. B., Kessler, H., Schellong, J. & Burgmer, M. (2021). Psychometric properties and validity of the German version of the Post-Traumatic Diagnostic Scale for DSM-5 (PDS-5). *European Journal of Psychotraumatology, 12*(1), 1965339. https://doi.org/10.1080/20008198.2021.1965339

Wittmann, L. (2020). *Trauma. Psychodynamik – Therapie – Empirie*. Stuttgart: W. Kohlhammer. https://doi.org/10.17433/978-3-17-033646-9

Wöller, W. (2006). *Trauma und Persönlichkeitsstörungen: Psychodynamisch-integrative Therapie*. Stuttgart: Schattauer.

Wöller, W. (2016). Assoziationsmodell. *Psychotherapeut, 61*(1), 66–72. https://doi.org/10.1007/s00278-015-0076-x

Wurmser, L. (2008). *Das Rätsel des Masochismus* (2. korr. Ausgabe). Gießen: Psychosozial-Verlag.

Autoren

Arbeitsgruppe „Ereignis- und Traumaverarbeitung“ der Operationalisierten Psychodynamischen Diagnostik (OPD-3)

Prof. (apl.) Dr. med. Markus Burgmer
Abt. f. Psychosomatische Medizin und Psychotherapie
LWL-Klinik Münster
48145 Münster
E-Mail: markus.burgmer@lwl.org

Jun.-Prof. Dr. phil. Johannes C. Ehrenthal
Klinische Psychologie und
empirisch-quantitative Tiefenpsychologie
Universität zu Köln
50969 Köln
E-Mail: johannes.ehrenthal@uni-koeln.de

Dr. med. Matthias Heyng
Klinik für Psychosomatik und Psychotherapie
UKM MHS Emsdetten
48282 Emsdetten
E-Mail: matthias.heyng@ukm-mhs.de

Dipl.-Psych. Gisela Klauck-Steffens
Psychologische Psychotherapeutin,
Fachkunde (KV) tiefenpsychologisch fundierte
Psychotherapie
24113 Kiel
E-Mail: Gisela-Klauck@t-online.de

Dr. med. Marco Wrenger
Facharzt für Psychosomatik und Psychotherapie
Herminenstr. 3
31675 Bückeburg
E-Mail: marco.wrenger@psychotherapie-wrenger.de

Sachwortverzeichnis

Hinweise zu Zusatzmaterialien des Trauma-Moduls

Sie können für diesen Titel kostenfrei Online-Materialien (Vorlagen für die eigene Dokumentation) über unsere Internetseite nach erfolgter Registrierung abrufen.

- Ratingbogen kompakt: Ereignisverarbeitung.

Nutzen Sie dazu bitte den angegebenen Link und melden Sie sich nach den dort beschriebenen Schritten an. Sie können auf die Materialien über *Mein Konto* zugreifen, indem Sie unter *Meine Zusatzmaterialien* den Code eingeben. Sie werden dann automatisch in den Downloadbereich weitergeleitet.

Link: hgf.io/download
Code: **B-LCGZNR**

Wir empfehlen Ihnen, sich die Materialien auf Ihrem Rechner zu speichern, um sie jederzeit und dauerhaft nutzen zu können.